Christoph Delp

PERFEKTES BODYWEIGHT TRAINING

Die besten Übungen
und Programme

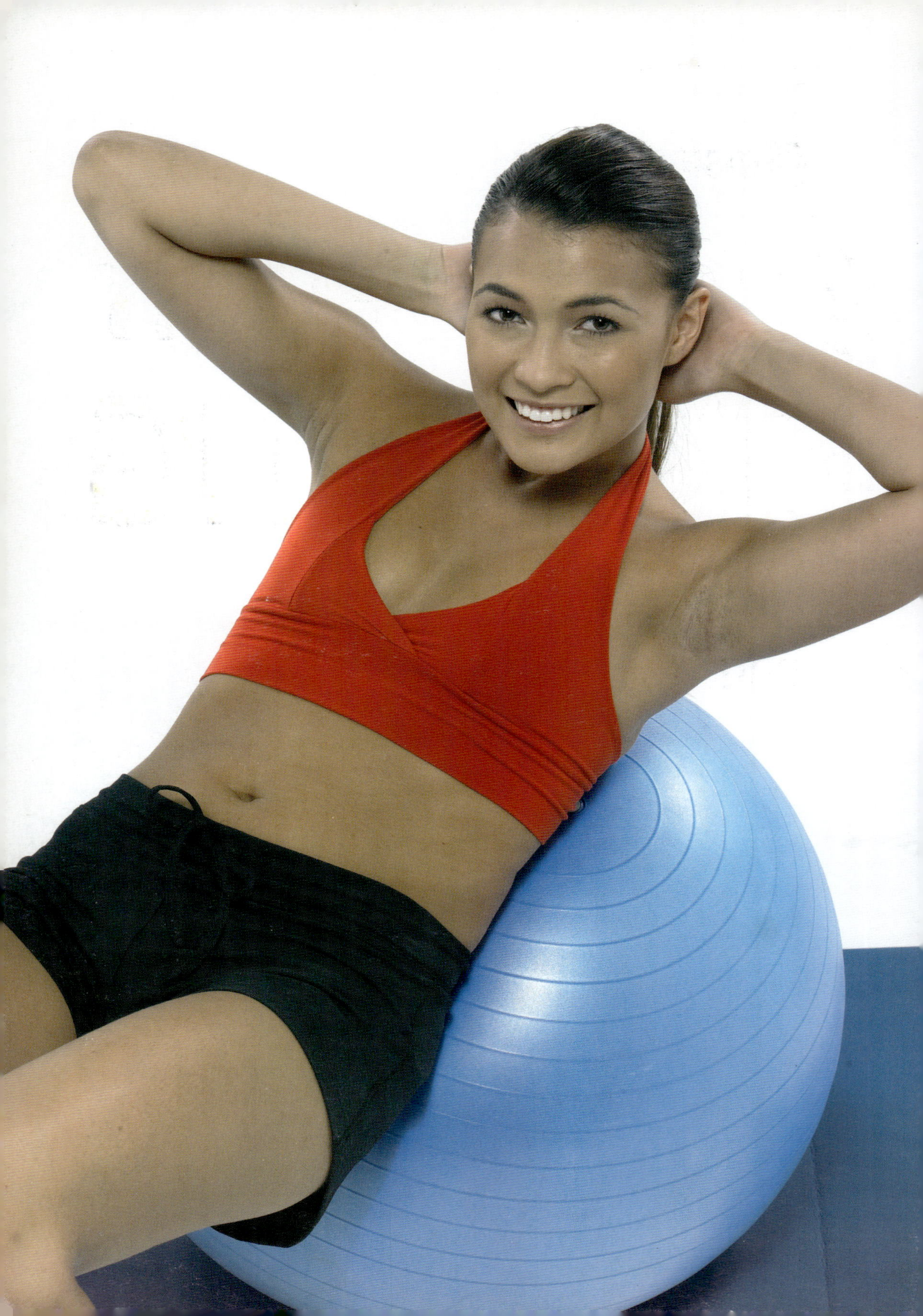

Christoph Delp

PERFEKTES BODYWEIGHT TRAINING

Die besten Übungen
und Programme

pietsch

Einbandgestaltung: Dos Luis Santos
Bildnachweis: Alle Bilder von Nopphadol Viwatkamolwat

Eine Haftung des Autors oder des Verlages und seiner Beauftragten für Personen-, Sach- und Vermögensschäden ist ausgeschlossen.

ISBN 978-3-613-50538-4

1. Auflage 2007

Sie finden uns im Internet unter: www.pietsch-verlag.de

Lektor: Marko Schweizer
Innengestaltung: Anita Ament
Druck und Bindung: Fortuna Print Export, 85101 Bratislava
Printed in Slovac Republic

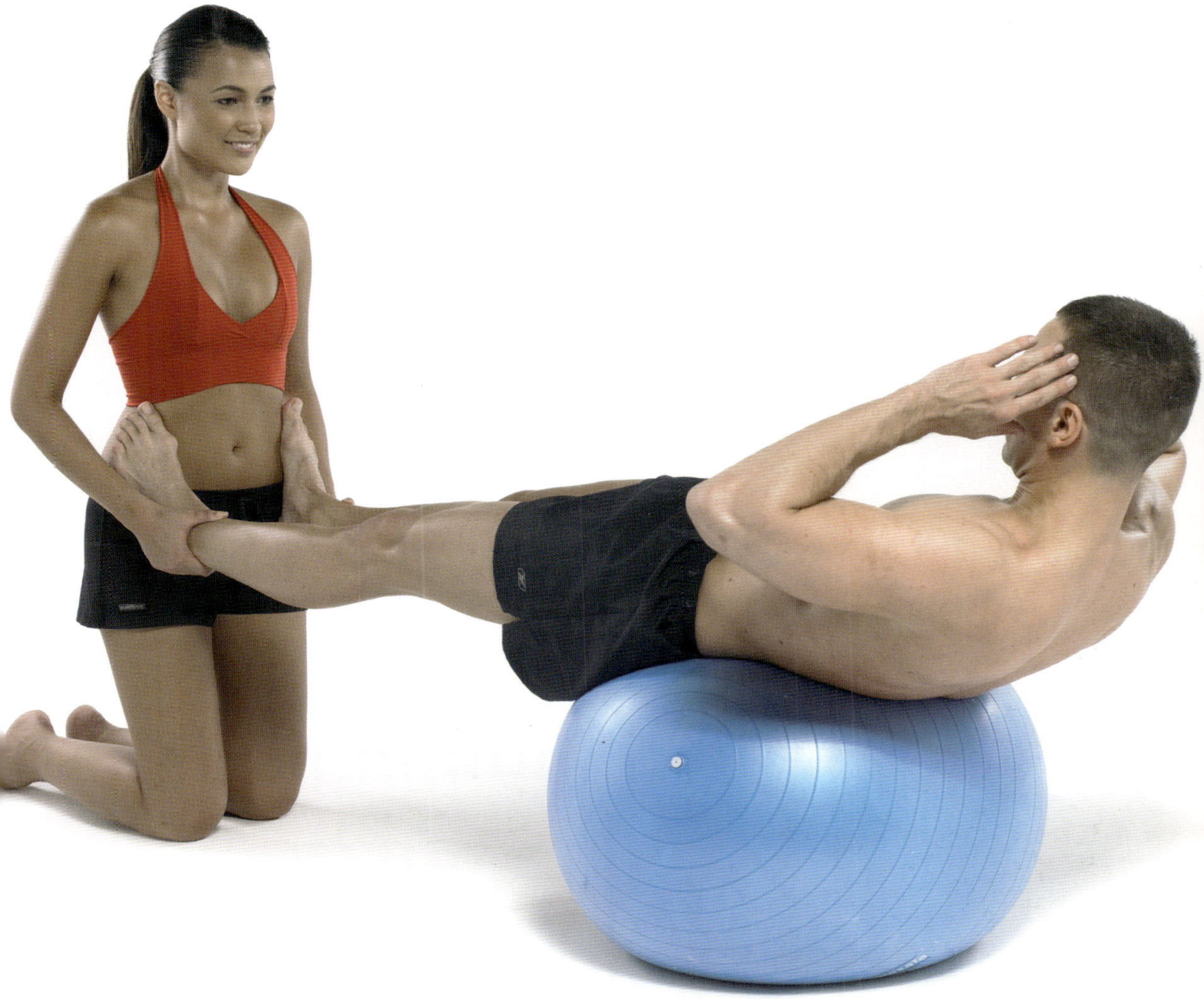

Danksagung des Verfassers

Ich bedanke mich bei meiner Familie für die Unterstützung, insbesondere bei der Praxis für Krankengymnastik von Anne Delp und Angela Spranger-Delp; bei Oliver Glatow für die Hilfe bei den Fotoproduktionen; bei Marko Schweizer (Pietsch Verlag) für die Unterstützung zur Verwirklichung meiner Buchprojekte; bei Anita Ament für die gelungene Buchgestaltung; bei dem Fotographen Nopphadol Viwatkamolwat für die schönen Bilder und natürlich bei dem Model Helene für die hervorragende Zusammenarbeit.

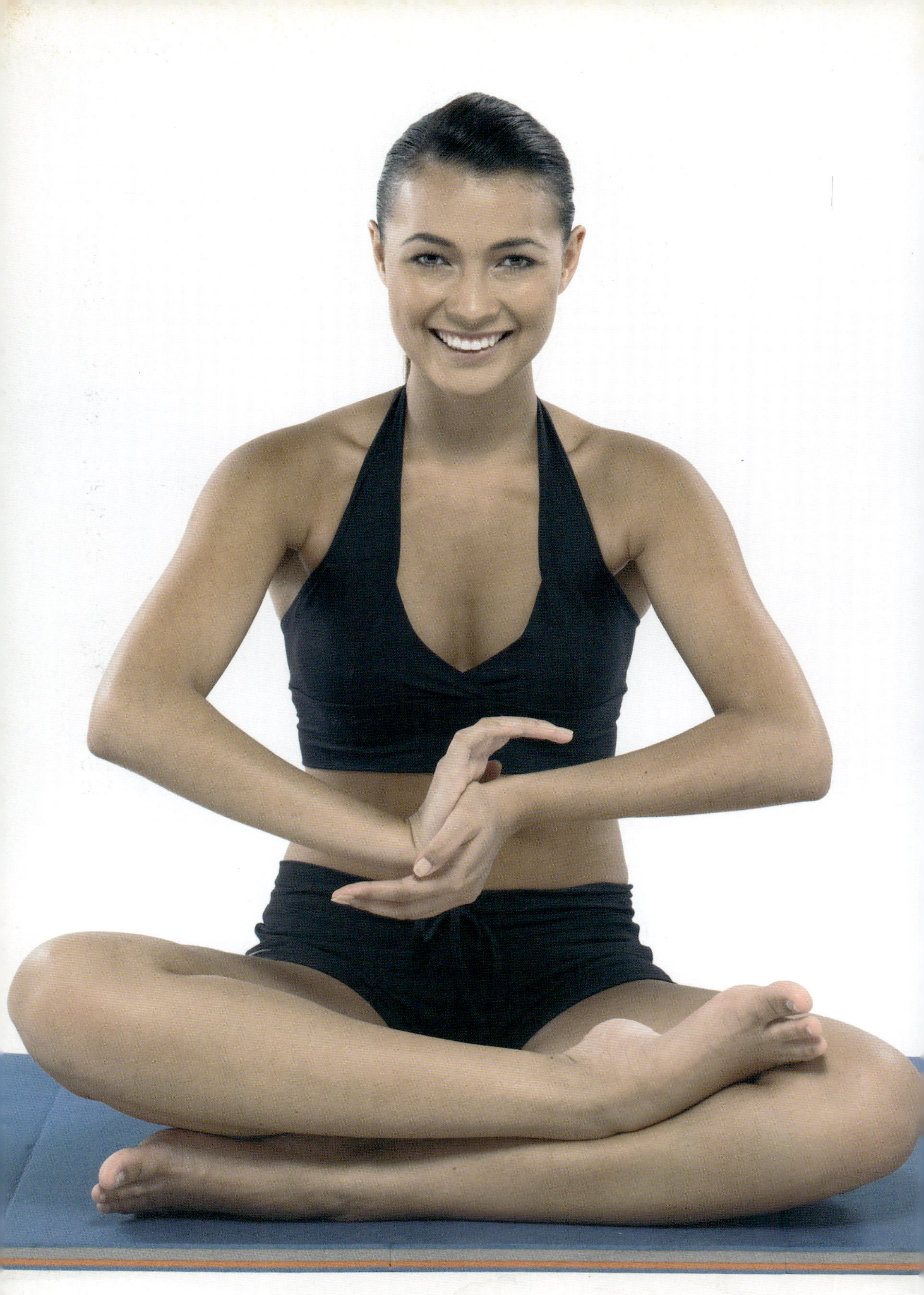

Inhalt

Teil I: Die Grundlagen

Viele Menschen suchen nach einer Trainingsform, die es ihnen ermöglicht, den Körper im eigenständigen Training effektiv zu trainieren. Sie könnten zwar auch ein Fitness-Studio aufsuchen und die dort vorhandenen Kraftmaschinen und Hanteln nutzen, müssten aber hohe Monatsbeiträge entrichten. Außerdem gefällt nicht jedem Menschen die Atmosphäre in den Fitness-Studios. Aber auch Mitglieder der Fitness-Studios kommen immer wieder in Situationen, in denen sie nicht auf die Studio-Ausrüstung zurückgreifen können, beispielsweise wenn sie auf Reisen sind oder wenn ihnen aufgrund von beruflichem Stress keine Zeit mehr für den Weg ins Studio und eine ausführliche Trainingseinheit bleibt.

Es hat sich gezeigt, dass das Bodyweight-Training eine sinnvolle Alternative zum Studio-Training darstellt. Das Bodyweight-Training hat in einigen Bereichen sogar Vorteile gegenüber dem Hantel- und Maschinentraining, da eine andere Aktivierung der Muskulatur erreicht wird. Mit einem ausgeglichenen Programm aus Bodyweight-Übungen kann jeder Mensch seinen Körper in Form bringen und sein Kraftpotential steigern. Und auch für Menschen, die regelmäßig im Fitness-Studio trainieren, bieten die Bodyweight-Übungen zahlreiche Varianten für das Trainingsprogramm und somit Möglichkeiten, dem Körper neue Anforderungen zu stellen und das Leistungspotential zu verbessern.

Dieses Buch vermittelt Ihnen die Grundlagen des Bodyweight-Trainings. Sie bekommen die effektivsten Übungen und zahlreiche Trainingsprogramme vorgestellt. Auch erhalten Sie wichtige Informationen zur eigenständigen Trainingsplanung. So können Sie Ihren Körper wirkungsvoll trainieren, Ihre Muskelkraft deutlich steigern und langfristig bewahren.

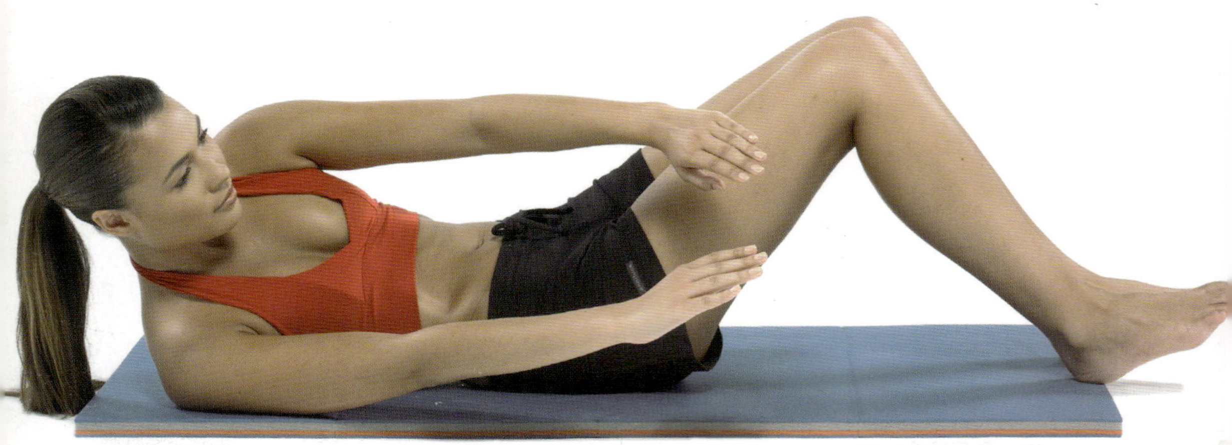

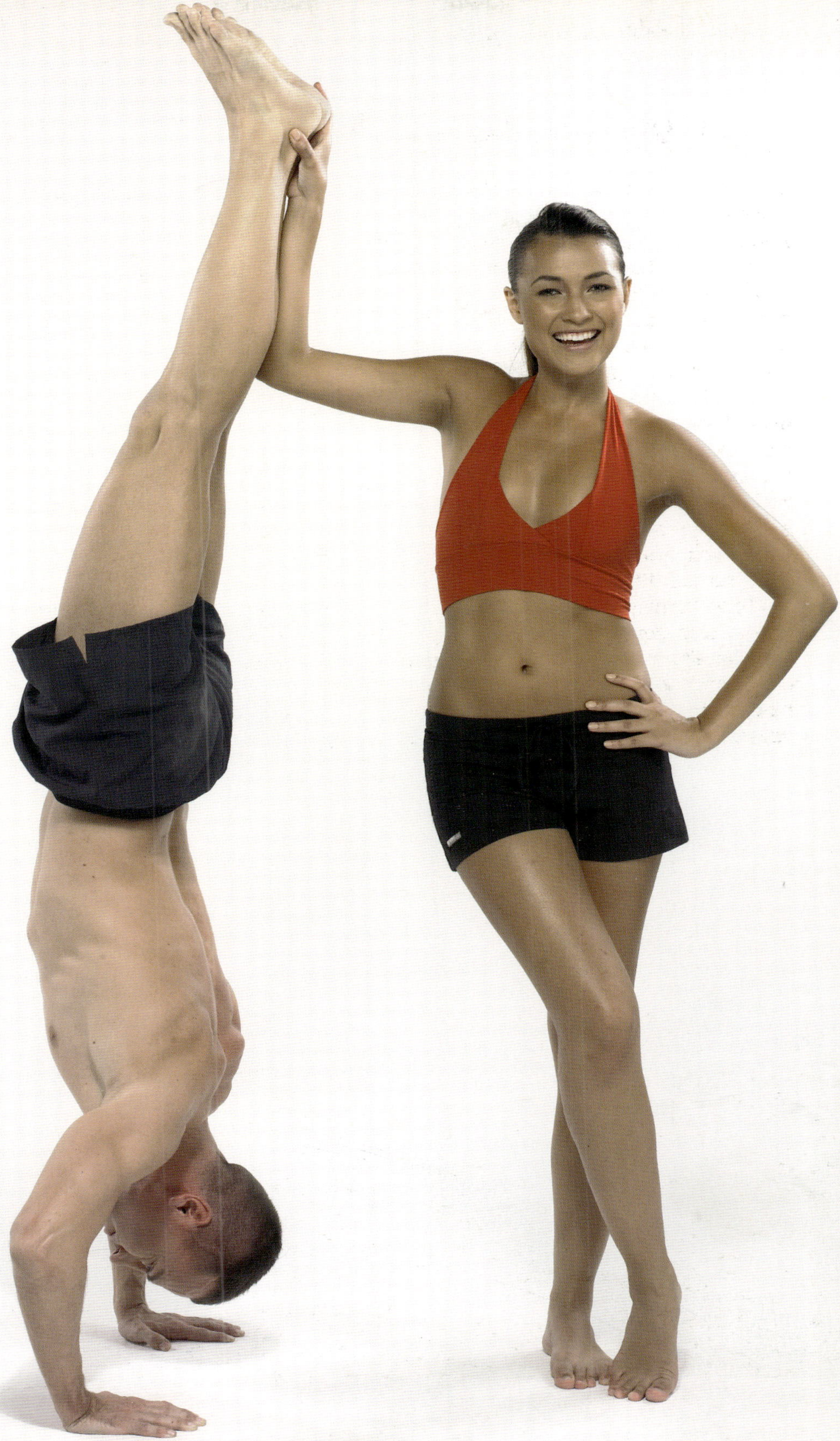

Zum Buchaufbau

Das Buch bietet im ersten Kapitel Grundwissen zum Bodyweight-Training. Auch werden Sie darüber informiert, wie Sie das Training sinnvoll planen und den Trainingserfolg kontrollieren können.

Das zweite Kapitel widmet sich den Übungen. Sie lernen Trainingsmethoden und zahlreiche Übungen für alle Muskelgruppen kennen. Die beschriebenen Varianten und Intensivierungen der Übungen ermöglichen es, langfristig effektiv zu trainieren.

Das dritte Kapitel informiert über die Trainingsplanung. Sie erfahren, wie eine Trainingsstunde einzuteilen ist und lernen wichtige Dehnübungen kennen. Außerdem bekommen Sie Workouts für unterschiedliche Trainingsziele vorgestellt, die Sie als Grundlage für Ihr Bodyweight-Training nutzen können.

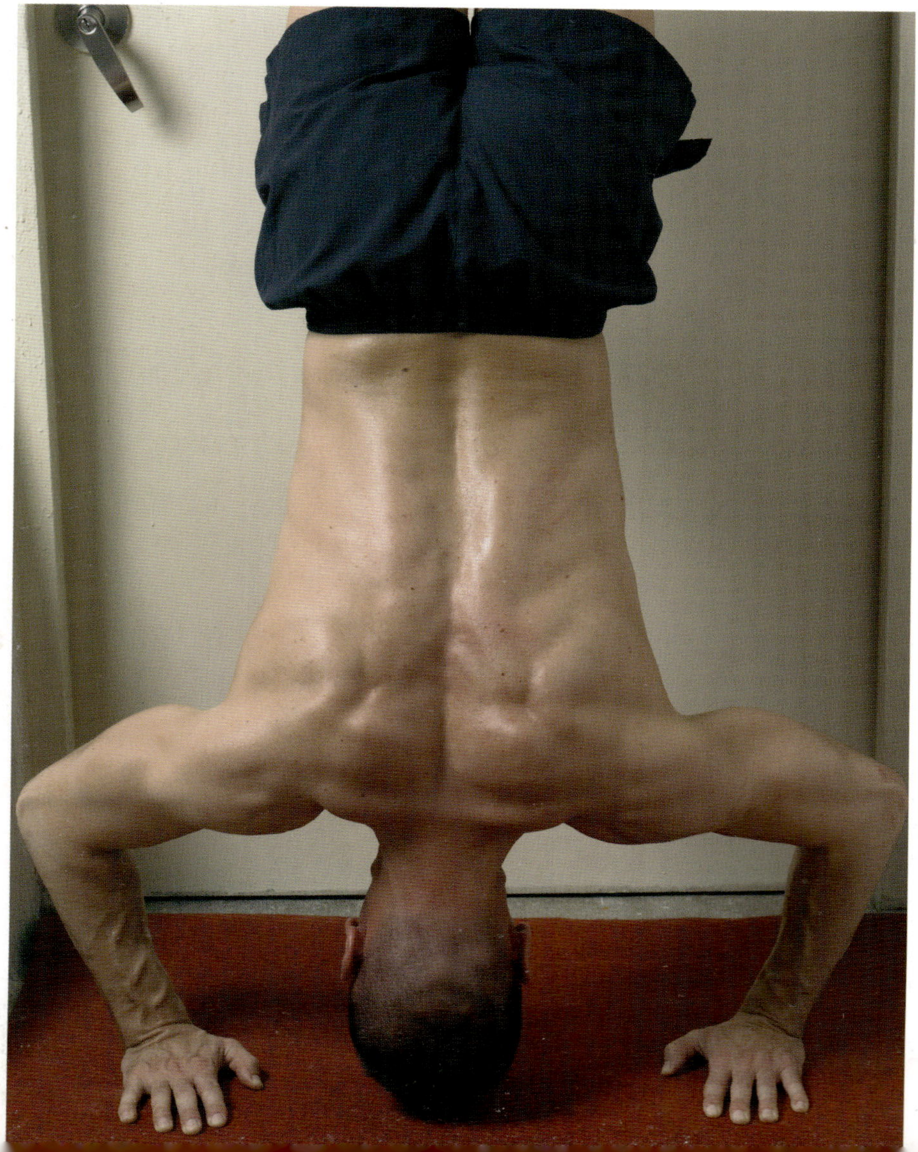

1. Wissenswertes zum Bodyweight-Training

Was ist Bodyweight-Training?

Bodyweight-Training bedeutet Krafttraining mit Übungen, für die das eigene Körpergewicht als Widerstand genutzt wird. Solche Eigengewichtsübungen, auch Bodyweight Exercises (BWE) genannt, verzichten auf den Einsatz von Trainingsmaschinen und schweren Hanteln. Deshalb kann das Bodyweight-Training von jedem Menschen auch im selbstständigen Training zu Hause ausgeführt werden. Anforderungsgrenzen sind nicht vorhanden, da Übungsintensivierungen leicht erreicht werden, indem im Alltag vorhandene Gegenstände, z. B. Stühle und Treppen, und Kleingeräte, z. B. Stretchbänder und Therapiekreisel, eingesetzt werden. Die Bodyweight-Übungen sind komplexe Kraftübungen, wie beispielsweise Liegestütze und Kniebeugen, die zahlreiche Muskelgruppen gleichzeitig kräftigen und insbesondere darauf abzielen, das Muskelzusammenspiel zu verbessern.

Gute Gründe für Bodyweight-Training

Das Bodyweight-Training hat zahlreiche positive Effekte für die Gesundheit und das Wohlbefinden. Um die Effekte zu erreichen, müssen Sie die in diesem Buch vorgestellten Trainingsmethoden nutzen und die Muskelgruppen Ihres Körpers ausgeglichen trainieren.

Körperkräftigung und Krafterhalt

Das Bodyweight-Training kräftigt Ihren Körper. Regelmäßiges Training bewirkt eine deutliche Kraftsteigerung, was Sie bei einer Vielzahl von Alltagstätigkeiten feststellen werden, wie beispielsweise bei Treppensteigen und Tragen von Getränkekisten. Mit Bodyweight-Training vergrößern Sie das vorhandene Kraftpotential; ebenso verbessern Sie durch die komplexen Bodyweight-Übungen das Muskelzusammenspiel und lernen somit, Ihr Kraftpotential besser einzusetzen.
Außerdem verhindert das Training eine altersbedingte Kraftabnahme. Bei Untersuchungen wurde vielmehr festgestellt, dass auch Frauen und Männer im Seniorenalter mit gemäßigtem Krafttraining ihre Muskelkraft noch deutlich steigern können.

Körperformung

Das Bodyweight-Training gestaltet die Körperproportionen. Durch die Auswahl von Trainingsprogramm und -methode lässt sich gezielt auf den gewünschten Körperbau hintrainieren. Allerdings ist das Bodyweight-Training wenig geeignet, um Muskelgruppen isoliert zu trainieren. Beispielsweise wird die vordere Oberarmmuskulatur (Bizeps) mit „K 12: Armspannung gegen Oberschenkel“ trainiert und bei vielen komplexen Bodyweight-Übungen, wie „K 7: Klimmzug“, mittrainiert. Eine kontinuierliche schrittweise Intensitätssteigerung dieser Muskelgruppe lässt sich aber nur mit Hanteltraining erreichen. Nähere Informationen zum Hanteltraining liefert das Buch „Perfektes Hanteltraining“ (Delp 2005).
Das Bodyweight-Training verbrennt zahlreiche Kalorien während und nach dem Training. Auch vergrößert sich durch regelmäßiges Training die Muskelmasse, was den Energiegrundumsatz des Körpers steigert und dazu führt, dass auch in der Ruhephase mehr Kalorien verbrannt werden. Mit Bodyweight-Training können Sie das Körperfett deutlich reduzieren, wenn Sie eine negative Tageskalorienbilanz erreichen, was bedeutet, dass Sie weniger Kalorien aufnehmen als Sie verbrauchen. Nähere Informationen bietet das Buch „Sixpack-Trainer“ (Delp 2006).
Außerdem entwickelt Bodyweight-Training einen vitalen und sportlichen Körper, wozu aufrechte Körperhaltung und dynamischer Gang gehören, und führt somit zu einer attraktiven und positiven Erscheinung.

Überall ausführbar

Die Bodyweight-Übungen können an jedem Ort gemacht werden, da sie ohne jegliche Zusatzgeräte durchführbar sind. Sie können das Training variabel gestalten und müssen es weder wegen örtlicher Einschränkungen, z. B. auf einer Geschäftsreise, oder wegen zeitlicher Einschränkungen, z. B. längere Arbeitszeit, unterbrechen.

Keine teuren Anschaffungen notwendig

Für Bodyweight-Übungen benötigen Sie keine Hilfsmittel. Ist Ihnen die Standart-Ausführung einer Übung zu einfach, beispielsweise bei „K 1: Liegestütz“ und „K 26: Beidbeinige Kniebeuge“, nutzen Sie eine Erhöhung oder führen Sie die Übung einseitig aus. Auch „K 7: Klimmzug“ können Sie an einer Treppe, einem stabilen Türrahmen oder einem Baum ausführen und mit Zugvariationen intensivieren. Kostengünstige Kleingeräte wie Stretchbänder und Therapiekreisel können Sie langfristig in das Training einbauen, und somit sicherstellen, dass das Training abwechslungsreich bleibt und der Körper immer wieder neu gefordert wird.

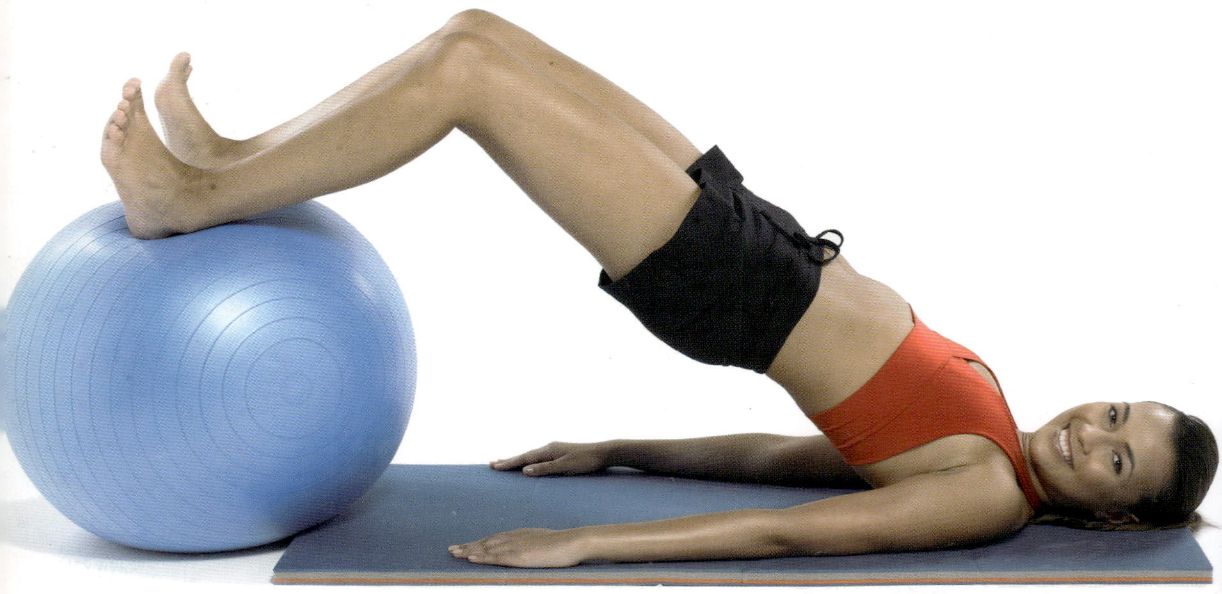

Häufige Fragen

Zum Bodyweight-Training bestehen zahlreiche Fragen und Missverständnisse, auf die hier eingegangen wird.

Sind Bodyweight-Übungen oder Übungen mit Gewichten effektiver?
Jede Trainingsform im Krafttraining hat Vor- und Nachteile, weshalb es nicht sinnvoll ist, eine Differenzierung in der Form vorzunehmen, dass eine Trainingsform als effektiver als die andere bezeichnet wird. Im eigenständigen Training zu Hause können Sie aus den Bodyweight-Übungen sinnvolle Trainingsprogramme zusammenstellen, mit denen Sie Ihren Körper effektiv trainieren. Und wenn Ihnen für das Home-Training auch Hanteln zur Verfügung stehen, können Sie diese beim Bodyweight-Training zur Übungsintensivierung nutzen, beispielsweise Kurzhanteln bei „K 24: Kniebeuge im Ausfallschritt“. Aber auch im Fitness-Studio werden Sie im Verlauf Ihres Trainings immer wieder Bodyweight-Übungen für Ihren Trainingsplan empfohlen bekommen, wie beispielsweise „K 7: Klimmzug“, „K 25: Einbeinige Kniebeuge“ und „K 29: Schulterbrücke“, um dem Körper neue Anforderungen zu stellen und Leistungssteigerungen zu erreichen.
Schließen Sie keine Trainingsform grundsätzlich aus, sondern nutzen Sie die Übungen aus den unterschiedlichsten Trainingsformen, die sich für den momentan ausführten Trainingszyklus, Ihre Trainingsziele und vorhandenen Möglichkeiten am besten eignen.

Können mit Bodyweight-Übungen alle Muskelgruppen ausgeglichen trainiert werden?
Das Bodyweight-Training bietet Übungen, um alle Muskelgruppen des Körpers ausgeglichen zu trainieren. Es gibt aber einige Muskelgruppen, die etwas schwierig zu trainieren sind, wenn keine Hilfsmittel wie Kleingeräte verfügbar sind bzw. die vorhandenen Alltagsgegenstände die jeweilige Bewegung nicht ermöglichen.
Die untere Rückenmuskulatur lässt sich im Fitness-Studio sehr gut mit der Übung „Rumpfaufrichten am Gerät“ trainieren. Wenn Sie einen Gymnastikball zur Verfügung haben, können Sie diese Bewegung ebenso trainieren. Ansonsten können Sie die Übung „K 10: Oberkörper aufrichten“ am Boden oder im Stand machen, wobei es aber für Einsteiger koordinativ etwas schwieriger ist, die Muskulatur intensiv zu kräftigen. Auch mit der Übung „K 8: Arme und Beine anheben“ trainieren Sie die untere Rückenmuskulatur, allerdings in der statischen Position. Außerdem wird die untere Rückenmuskulatur bei einigen Übungen, z. B. „K 29: Schulterbrücke“, mittrainiert.
Für die hintere Oberschenkelmuskulatur gibt es im Fitness-Studio ein wirkungsvolles Gerät, bei dem Sie den Unterschenkel gegen Gewichtswiderstand zum Gesäß ziehen. Diese Übung können Sie im Bodyweight-Training mit „K 28: Unterschenkel anziehen“ kopieren, bei der Sie in Bauchlage mit dem anderen Unterschenkel Widerstand geben. Auch mit „K 29: Schulterbrücke“ trainieren Sie die hintere Beinmuskulatur, allerdings nicht mit vollem Bewegungsumfang. Wenn Sie die Fersen bei der Schulterbrücke auf einen Gymnastikball aufstellen und diesen gleichzeitig zum Gesäß rollen, bekommen Sie einen sehr intensiven Trainingsreiz für die hintere Oberschenkelmuskulatur.
Die obere Rückenmuskulatur lässt sich im Bodyweight-Training effektiv mit der Übung „K 7: Klimmzug“ trainieren. Diese Übung setzt voraus, das Sie eine Klimmzugstange zur Verfügung haben, beispielsweise ein kostengünstiges Modell, das sich im Türrahmen befestigen lässt.

Kann man die obere Rückenmuskulatur auch trainieren, wenn man keine Klimmzugstange besitzt?

Die obere Rückenmuskulatur wird mit Ziehen von oben nach unten und mit Ziehen nach hinten intensiv gekräftigt. Statt einer Klimmzugstange können Sie auch an einer Treppenstufe die Zugbewegung von oben nach unten machen, wenn die Treppe das freie Hängen des Körpers ermöglicht. Auch an einem Türrahmen mit den Fingerkuppen oder an der geöffneten Tür ist der Zug möglich, was aber einen sehr stabilen Türrahmen voraussetzt und für Einsteiger nicht einfach auszuführen ist. Eine sinnvolle Alternative stellt ein hoher, stabiler Ast an einem Baum dar, wenn Sie diesen während des Trainings schnell erreichen können, ohne das Training unterbrechen zu müssen.

Der Zug nach hinten ist im Bodyweight-Training nicht einfach auszuführen. Sie können beispielsweise die Übung „K 11: Ruderzug" machen. Auch ist das Rudern an einem stabilen Türgriff oder einem schweren halbhohen Gegenstand möglich. Legen Sie ein Handtuch um den Gegenstand und greifen Sie je ein Ende mit einer Hand. Lehnen Sie dann den Oberkörper nach hinten und ziehen Sie sich nach vorne oben. Fortgeschrittene greifen beide Enden des Handtuchs mit einer Hand, um mit der einarmigen Ausführung die Übung zu intensivieren. Wenn Sie aber bereits Klimmzüge ausführen, müssen Sie nicht unbedingt noch eine Übung für den Zug nach hinten in Ihr Trainingsprogramm integrieren.

Was sind die Grundübungen für das Bodyweight-Training?

Grundübungen sind komplexe Übungen, die eine Vielzahl von Muskelgruppen aktivieren, so dass mit wenigen Übungen die Muskulatur des gesamten Körpers trainiert wird.

Ein Programm mit den Übungen „K 1: Liegestütz" (Brust-, hintere Oberarm- und vordere Schultermuskulatur), „K 7: Klimmzug" (obere Rücken-, vordere Oberarm- und etwas mittlere und hintere Schultermuskulatur), „K 26: Beidbeinige Kniebeuge mit Fersenanheben" (Bein-, Gesäß- und Wadenmuskulatur), „K 35: Plank" (Bauch- und Stützmuskulatur) und „K 29: Schulterbrücke" (Hintere Bein-, untere Rücken-, Gesäß- und Stützmuskulatur) trainiert die gesamten Muskelgruppen. Außerdem empfiehlt sich für Fortgeschrittene die Übung „K 2: Handstandliegestütz", mit der die mittlere Schultermuskulatur und die hintere Oberarmmuskulatur intensiv trainiert werden.

Es gibt aber eine Vielzahl weiterer sinnvoller Übungen und Übungsvariationen, aus denen sich andere effektive Trainingsprogramme zusammenstellen lassen (siehe Workouts, S. 104-108).

Wie kann man Bodyweight-Übungen intensivieren?

Wenn Sie bei einer Bodyweight-Übung die anvisierte Wiederholungszahl überschreiten, können Sie die Übung variieren oder eine intensivere Übung auswählen. Im Gewichtstraining kann die Intensivierung in exakten Schritten vorgenommen werden, was im Bodyweight-Training nicht möglich ist. Doch bietet das Bodyweight-Training zahlreiche Intensivierungsmöglichkeiten mit Alltagsgegenständen und Kleingeräten wie Balance-Pads, so dass keine Belastungsgrenzen bestehen und die Muskulatur immer intensiver trainiert werden kann.

Kann man Muskulatur mit Bodyweight-Übungen aufbauen?

Mit den Bodyweight-Übungen kräftigen Sie

Ihre Muskulatur, wobei Sie gleichzeitig Muskulatur aufbauen. Bodyweight-Übungen sind jedoch komplexe Übungen, d. h. sie aktivieren mehrere Muskelgruppen. Es ist deshalb schwierig, Muskelgruppen isoliert zu kräftigen, wie beispielsweise die vordere Oberarmmuskulatur. Sie können die statische Übung „K 12: Armspannung gegen Oberschenkel" nutzen und kräftigen auch die vordere Oberarmmuskulatur bei den Zugübungen mit. Zusätzlich können Sie das Training für diese Muskelgruppe intensivieren, indem Sie beispielsweise die Übung „K 7: Klimmzug" nicht mit dem Standartgriff ausführen, sondern eng und mit nach vorne gerichteten Handflächen greifen.
Wie groß der Trainingseffekt für den Muskelwachstum ist, hängt von der ausgeführten Trainingsmethode ab, von Ihrer körperlichen Veranlagung und davon, ob Sie genügend Eiweiß für den Muskelaufbau zu sich nehmen. Die Muskelaufbau-Methode ist für das Muskelwachstum am effektivsten. Bei ihr wird die Übungsintensität so gewählt, das eine Muskelermüdung nach langsam ausgeführten 8-12 Wiederholungen auftritt.

Kann man mit Bodyweight-Training in ein Stadium von Übertraining kommen?
Wie mit jeder anderen Trainingsform können Sie auch mit Bodyweight-Training in einen Zustand von Übertraining kommen. Nach jedem Training benötigt der Körper Zeit zur Regeneration, damit er das alte Leistungsniveau wieder herstellen und es nach einem überschwelligen Trainingsreiz verbessern kann. Die Trainingspause darf allerdings nicht zu lange sein, da ansonsten der Körper seine Leistungsfähigkeit wieder abbaut und dann keine Leistungsverbesserung mehr möglich ist. Nähere Informationen zu diesen als „Superkompensation" bekannten Prozessen liefert das Buch „Das große Fitness-Buch" (Delp 2006).
Üblicherweise wird empfohlen, nach einem intensiven Krafttraining die beanspruchten Muskelgruppen 1-3 Tage zu regenerieren. Wie lange der Körper aber tatsächlich zur Regeneration und Anpassung benötigt, hängt von der Reizintensität, dem Trainingszustand und der ausgeführten Trainingsmethode ab. Für beste Trainingseffekte müssen Sie auf Ihren Körper achten. Wenn Sie sich fit und leistungsbereit fühlen, dann können Sie trainieren. Stellen sich jedoch Zeichen von Übertraining ein, dann reduzieren Sie die Trainingsintensität oder lassen eine Trainingseinheit ausfallen.
Typische Zeichen für Übertraining sind: Sie schlafen schlecht, schwitzen dabei, sind unruhig und müde und können keine Leistungsverbesserung feststellen. Auch fühlen Sie sich kraftlos, sind infektanfällig und haben oft auch etwas erhöhte Temperatur. Normalerweise genügt es, das Trainingspensum etwas zu reduzieren oder 1-2 Tage von dem Training zu pausieren. Wenn Sie jedoch über einen längeren Zeitraum die Signale Ihres Körpers missachten und den Körper trotz Schwächegefühl immer weiter intensiv trainieren, kann auch eine längere Pause notwendig werden.

Wie kann man das Bodyweight-Training mit dem bisherigen Sport- und Krafttraining kombinieren?
In diesem Buch bekommen Sie Bodyweight-Workouts vorgestellt, mit denen Sie alle Muskelgruppen effektiv trainieren. Die Programme können Sie einsetzen, um Ihre Muskelkraft gezielt und kontinuierlich zu verbessern. Sie können aber auch einzelne Bodyweight-Übungen aus diesem Buch nutzen und diese in Ihr bisheriges Krafttrainings-

programm integrieren. Es gibt keinen Grund dafür, dass Sie Körpergewichtstraining nicht mit anderen Krafttrainingsformen kombinieren könnten.
Wie Sie die Trainingsplanung sinnvoll vollziehen, wird Ihnen anhand der fünf Schritte auf den folgenden Seiten beschrieben. Grundsätzlich gilt dabei: je besser Sie trainiert sind, desto schwieriger werden Leistungsverbesserungen. Sie müssen deshalb versuchen, Ihr Trainingsprogramm immer besser mit Ihren Trainingszielen und körperlichen Voraussetzungen abzustimmen. Nur mit einer individuellen Trainingsplanung lassen sich hohe sportliche Ziele erreichen.

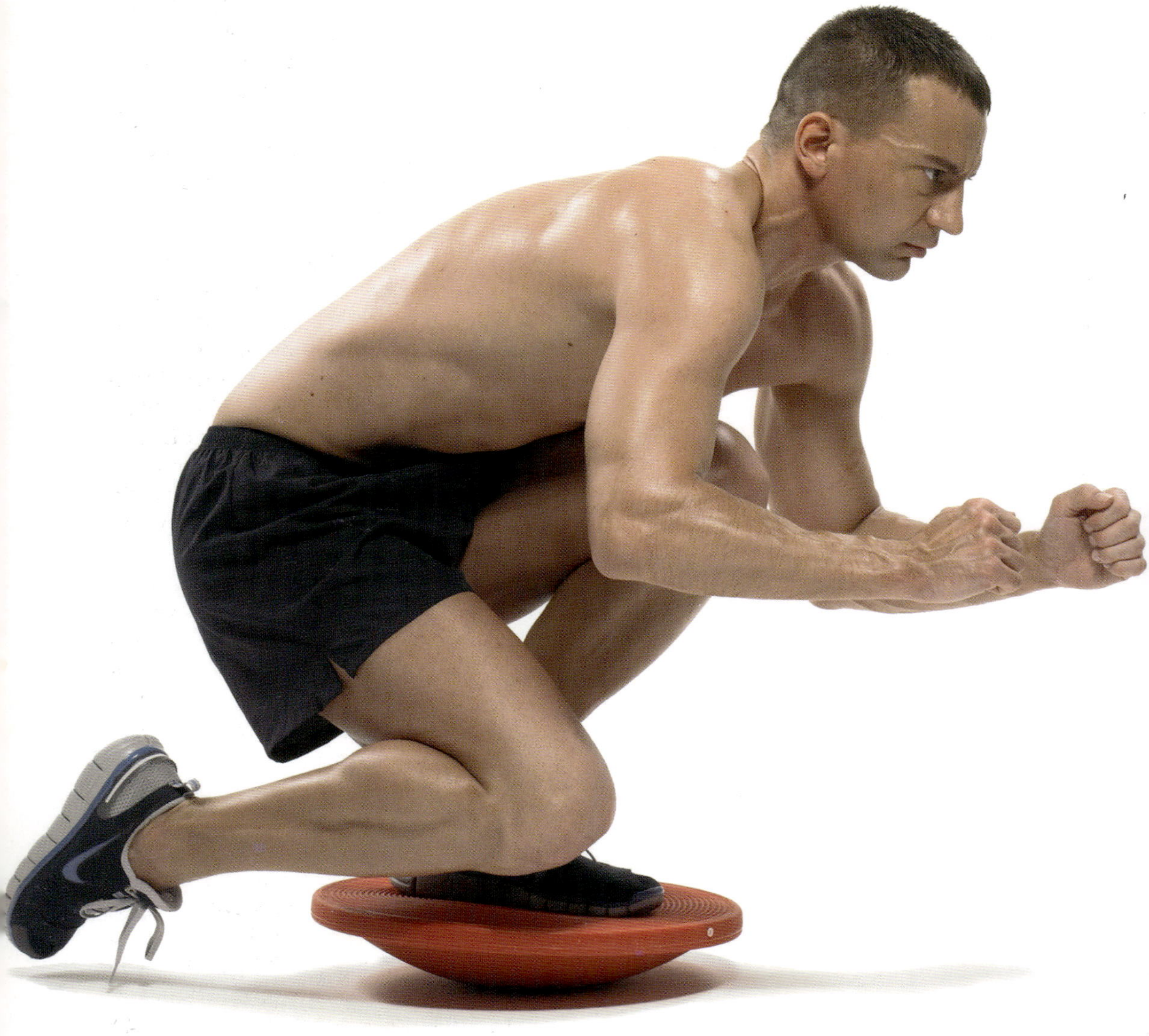

Ausrüstung zur Übungsintensivierung

Für das Bodyweight-Training müssen Sie keine teuren Anschaffungen tätigen. Die Übungen werden mit dem eigenen Körpergewicht ausgeführt und mit vorhandenen Alltagsgegenständen wie Büchern und Treppenstufen vereinfacht und intensiviert. Wenn Sie allerdings keine Möglichkeit für Klimmzüge haben, dann ist der Kauf einer Klimmzugstange, die sich im Türrahmen befestigt lässt, schon zu Beginn des Bodyweight-Trainings ratsam. Mit fortschreitender Trainingsdauer lohnt der Kauf von Kleingeräten, da mit solchen Geräten die Übungen variiert und intensiviert werden können. Sie können zwischen den folgenden Geräten im Sportfachhandel wählen.

Balance-Pad

Dieses Kissen wird eingesetzt, um die Stabilität zu trainieren. Man stellt sich beispielsweise im Einbeinstand auf ein solches Kissen, das etwas nachgibt, und versucht nun, die Position zu halten. So wird die Koordination verbessert und die Muskulatur des Standbeines gekräftigt. Balance-Pads können bei vielen Körpergewichtsübungen eingesetzt werden, um eine Übungsintensivierung zu erreichen, beispielsweise bei „K 26: Beidbeinige Kniebeuge", „K 35: Unterarmstütz" und „K 1: Liegestütz". Balance-Pads sind im Fachhandel ab ca. 30 EUR erhältlich.

Gymnastikball

Der Ball bietet vielfache Variationen und Intensivierungen für das Körpergewichtstraining. Er kann beispielsweise bei „K 21: Bauchroller" eingesetzt werden, dient als Beinablage bei „K 1: Liegestütz" und bietet einen größeren Bewegungsspielraum bei „K 10: Oberkörper aufrichten". Weit Fortgeschrittene können auch „Faustliegestütze" auf einem Ball ausführen. Allerdings benötigt die Aufbewahrung erheblichen Platz und zum Mitführen ist der Ball auch nicht geeignet. Gymnastikbälle gibt es in unterschiedlichen Größen, um ein auf die Körpergröße abgestimmtes Training zu ermöglichen. Sie werden ab ca. 15 EUR im Fachhandel angeboten.

Klimmzugstange

Für das Training von „K 7: Klimmzug" und „K 19: Beine anziehen im Hang" können Sie eine Klimmzugstange kaufen. Die einfachsten Modelle lassen sich im Türrahmen anbringen und sind im Fachhandel ab ca. 20 EUR erhältlich. Es gibt aber auch weitaus aufwendigere Vorrichtungen mit Wandbefestigung, die für ca. 100 EUR, aber auch erheblich teurer angeboten werden.

Kurzhanteln und Fußgelenksgewichte

Kurzhanteln können bei einigen Körpergewichtsübungen wie „K 23: Kniebeuge im Ausfallschritt" zur Übungsintensivierung eingesetzt werden. Der Kauf ist aber nicht notwendig, da es zahlreiche andere Möglichkeiten für Übungsintensivierungen gibt. Die Hanteln gibt es in den unterschiedlichsten Gewichtsstufen. Die einfachsten Modelle aus Plastik werden in den Gewichtsstufen 1-3 kg ab ca. 5 EUR angeboten.
Fußgelenksgewichte können zur Intensivierung bei Beinübungen wie „K 32: Bein anziehen" und „K 33: Bein abspreizen" eingesetzt werden. Die Fußgelenksgewichte gibt es in unterschiedlichen Gewichtsstufen. Die einfachsten und leichtesten Modelle werden ab ca. 7 EUR verkauft.

Liegestützgriffe

Liegestützgriffe sind halbkreisförmige Griffe, die auf den Boden aufgestellt werden. Sie ermöglichen einen größeren Bewegungsspielraum und dadurch zahlreiche Trainingsintensivierungen. Die Griffe sind beispielsweise bei „K 1: Liegestütz", „K 4: Beinheben im Stütz" und von weit Fortgeschrittenen sogar bei „K 2: Handstandliegestütz“ einsetzbar. Die Liegstützgriffe sind im Fachhandel ab ca. 15 EUR erhältlich.

Medizinball

Der Medizinball kann bei zahlreichen Körpergewichtsübungen zur Intensivierung eingesetzt werden. Beispielsweise kann er bei „K 26: Beidbeinige Kniebeuge“ vor dem Körper gehalten werden. Medizinbälle werden mit unterschiedlichem Material, Größe und Gewicht angeboten. Die günstigen Modelle sind im Fachhandel ab ca. 20 EUR verfügbar.

Sprungseil

Zum Aufwärmen, für das Sprungkrafttraining und für das Ausdauertraining eignet sich der Einsatz eines Sprungseiles. Die einfachsten Modelle sind bereits ab ca. 10 EUR erhältlich. Es gibt auch aufwändigere Modelle, die jeden ausgeführten Sprung mitzählen und erheblich teurer sind.

Stretchband

Stretchbänder sind elastische Bänder, die als Widerstand eingesetzt werden, beispielsweise bei „K 33: Bein abspreizen“. Die Bänder, z. B. von der Firma Theraband®, gibt es in verschiedenen Widerstandsgraden, die Sie entsprechend Ihrer Kraftentwicklung einsetzen können. Die Bänder sind in den großen Kaufhäusern und im Sanitätsfachhandel ab ca. 7 EUR zu erwerben.

Therapiekreisel

Der Kreisel wird ebenso wie das Balance-Pad zum Stabilitätstraining eingesetzt. Der Kreisel kann bei vielen Körpergewichtsübungen zur Intensivierung eingesetzt werden, beispielsweise bei „K 26: Beidbeinige Kniebeuge“, „K 24: Kniebeuge im Ausfallschritt“ und „K 1: Liegestütz“. Für „K 25: Einbeinige Kniebeuge mit rückzeigendem Bein“ ist er dem Balance-Pad vorzuziehen, da die Körperstellung dann etwas stabiler ist. Therapiekreisel sind im Fachhandel ab ca. 25 EUR erhältlich.

Trainingsmatte

Für das Training in Bodenlage können Sie sich eine Trainingsmatte kaufen, es ist aber ebenso auf einem Handtuch möglich. Die Trainingsmatten lassen sich zusammenklappen oder zusammenrollen und können so auf Reisen mitgeführt werden. Die günstigsten Modelle werden ab ca. 20 EUR im Fachhandel angeboten.

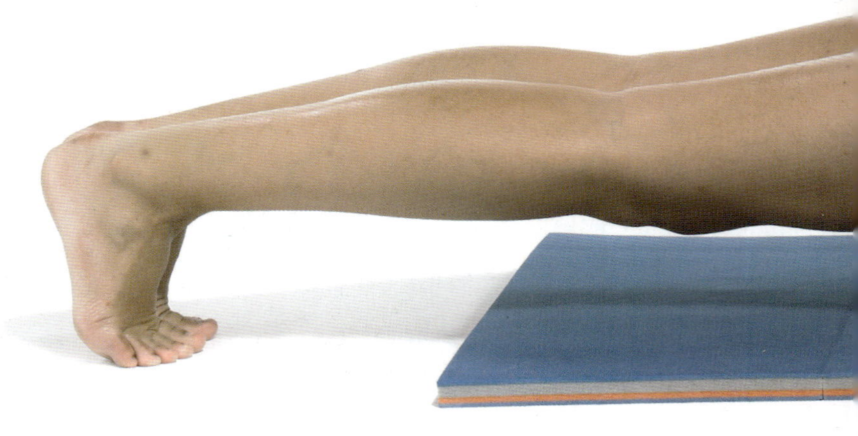

2. Trainingsplanung

Eine sinnvolle Trainingsplanung ist die Grundvoraussetzung, um den Körper erfolgreich zu trainieren und die Leistungsfähigkeit kontinuierlich zu verbessern. Für die effektive Trainingsplanung empfiehlt es sich, entsprechend den folgenden fünf Schritten vorzugehen.
Zuerst müssen Sie sich den Ist-Zustand Ihres Körpers bewusst machen (Schritt 1). Aus diesen Informationen leiten Sie Ihre Trainingsziele ab, denn nur mit einer klaren Zielsetzung können Sie effektiv trainieren (Schritt 2). Nun legen Sie einen Trainingszyklus fest, dessen Schwerpunkt auf das Erreichen eines kurzfristigen Ziels ausgelegt ist (Schritt 3). Nach der Trainingsperiode von einigen Wochen und regelmäßigen Kontrolltests führen Sie einen Abschlusstest durch und prüfen, ob Sie das Trainingsziel erreicht haben (Schritt 4 und 5).
Nach Abschluss eines Trainingszyklus beginnen Sie mit einem neuen Programm, wozu Sie direkt zum Schritt 2 übergehen können – vorausgesetzt, Sie haben einen ausführlichen Abschlusstest vollzogen.

Schritt 1: Ist-Zustand bestimmen

Prüfen Sie vor Aufnahme Ihres Trainingsprogramms, ob **Verletzungen** vorliegen, die eine ärztliche Untersuchung erforderlich machen. Im nächsten Schritt sind die **Ist-Werte** zu bestimmen. Dazu können Sie Gewicht, Körperfett und Körpermaße ermitteln und Krafttests ausführen. Notieren Sie diese Ergebnisse im Trainingsbuch (siehe S. 24), denn diese Aufzeichnungen sind die Grundlage für die Erfolgskontrolle im Rahmen Ihres Trainingsprogramms.

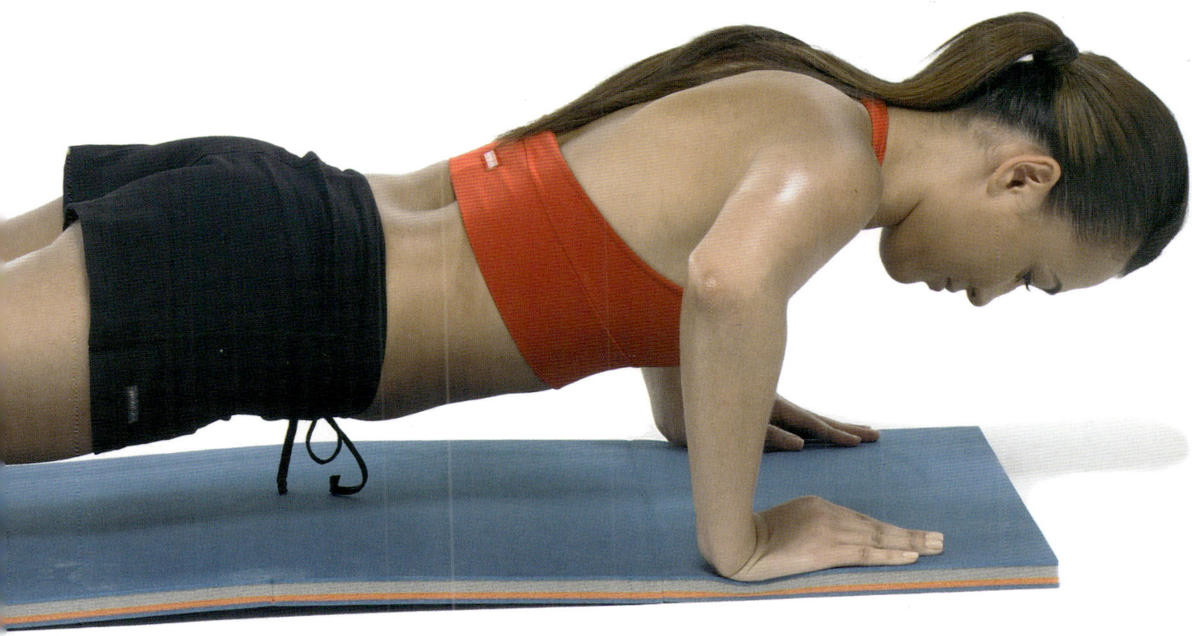

Körpercheck

Um Ihren Körperzustand zu überprüfen, ermitteln Sie Gewicht, Körperfettanteil und Körpermaße. Messen Sie den Umfang von Oberarmen, Brust, Taille, Hüfte, Oberschenkeln und Waden, da an diesen Stellen die deutlichsten Veränderungen feststellbar sind. Ziel ist es, an der Taille möglichst wenig Umfang zu haben, und an den anderen Partien möglichst viel Umfang. Dementsprechend messen Sie die Taille an der schmalsten und alle anderen Bereiche an der breitesten Stelle. Die Ergebnisse halten Sie in einer Checkliste in Ihrem Trainingsbuch fest. Diese Notizen sind notwendig, weil sie den Trainingserfolg sichtbar machen.

In regelmäßigen Zeitabständen, etwa alle 4 Wochen, sollten Sie diese Messungen wiederholen. Sie müssen die Messungen immer zur gleichen Tageszeit vornehmen, damit Sie aussagekräftige Vergleichswerte erhalten. Messen Sie sich am besten morgens direkt nach dem Aufstehen, noch vor dem Frühstück. Sie sollten aber Ihre Proportionen nicht zu oft prüfen, um sich keinem Leistungsdruck auszusetzen. Schließlich sollen Sie stets Spaß am Training haben, denn sonst werden Sie es bereits nach kurzer Zeit wieder aufgeben. Nach Beendigung Ihres mehrwöchigen Trainingsprogramms führen Sie einen Abschlusstest durch. Wenn Sie dabei feststellen, dass Sie Ihre Trainingsziele nicht erreicht haben, müssen Sie Ihr Programm deutlich umstellen und möglicherweise auch Ihre Ziele unter realistischeren Gesichtspunkten neu festsetzen.

	Eingangstest	Test 1	Test 2	Test 3
Datum				
Gewicht				
Körperfett				
1. rechter Oberarm				
2. linker Oberarm				
3. Brustmitte				
4. Taille				
5. Hüfte				
6. rechter Oberschenkel				
7. linker Oberschenkel				
8. rechte Wade				
9. linke Wade				

Krafttests

Mit den folgenden Krafttests können Sie die Entwicklung Ihres Körpers mitverfolgen. Die Tests verdeutlichen die Leistungsfähigkeit aller Muskelgruppen. Trainingsziel ist es, kontinuierlich in allen Bereichen Leistungsverbesserungen zu erreichen. Sie können aber auch Trainingszyklen ausführen, in denen Sie den Schwerpunkt auf einzelne Muskelgruppen setzen. Dann lautet das Ziel, Leistungsverbesserungen gemäß den Trainingsschwerpunkten zu erreichen, aber das Kraftniveau bei den anderen Muskelgruppen zumindest zu bewahren.

Grundsätzlich sind die Krafttests als Vorschläge zu verstehen, wie Sie langfristig Ihr Leistungsvermögen überwachen können. Im Verlaufe des Trainings können Sie jedoch Modifikationen vornehmen, um das Training an Ihre individuellen Anforderungen anzupassen.

Einsteiger und leicht Fortgeschrittene nutzen den Krafttest Basic. Als weit Fortgeschrittener können Sie den intensiven Test nutzen, vorausgesetzt es gelingt Ihnen, jede der notierten Übungen mehrfach auszuführen. Wärmen Sie sich vor jedem Krafttest gründlich auf. Wenn Sie eine oder mehrere der Übungen noch nicht gemacht haben, üben Sie diese zuerst in einigen Trainingseinheiten, bevor Sie die Leistungsfähigkeit im Krafttest überprüfen.

Krafttest Basic: Grundübungen

	Test 1	Test 2	Test 3
K 1: Liegestütz			
K 7: Klimmzug			
K 26: Beidbeinige Kniebeuge			
K 13: Crunch			
K 8: Arme und Beinen anheben			

Anmerkung: Für die Übungen K 1, K 7, K 26 und K 13 gilt es, so viele Wiederholungen ohne Unterbrechung wie maximal möglich auszuführen. Bei der Übung K 8 lautet das Ziel, möglichst lange die Endposition zu halten.

Krafttest Intensiv			
	Test 1	Test 2	Test 3
K 1: Einarmiger Liegestütz			
K 2: Handstandliegestütz			
K 7: Intensiver Klimmzug			
K 25: Einbeinige Kniebeuge			
K 19: Beine anziehen im Hang			
K 29: Einbeinige Schulterbrücke			

Anmerkung: Führen Sie so viele Wiederholungen ohne Unterbrechung wie maximal möglich aus.

Schritt 2: Ziele definieren

Als nächstes müssen Sie Ihre Trainingsziele definieren. Dazu nutzen Sie die im Eingangstest ermittelten Ergebnisse. Machen Sie sich bewusst, was Sie mit dem Bodyweight-Training erreichen wollen, und notieren Sie dies in Ihrem Trainingsbuch. Beziehen Sie in Ihre Überlegungen auch mit ein, wie viel Zeit Sie für das Training aufwenden können und was Sie mit diesem Zeiteinsatz an Trainingsergebnissen erwarten können. Aus diesen Überlegungen und unter Berücksichtigung der Testergebnisse leiten Sie Ihre Trainingsziele ab. Bleiben Sie bei deren Festlegung realistisch, um sie auch umsetzen zu können. Die Ziele werden in kurz-, mittel- und langfristig aufgeteilt, da das Erreichen eines kurzfristigen Ziels dazu motiviert, das Training fortzusetzen.

Kurzfristige Ziele beziehen sich üblicherweise auf einen Trainingszyklus von 6-12 Wochen. Ein solches Ziel kann beispielsweise eine Leistungsverbesserung in einer oder mehreren Grundübungen sein, ebenso wie eine Körperfettreduktion um einen bestimmten Prozentsatz. Im Verlauf Ihres Trainings müssen Sie sich immer neue kurzfristige Ziele setzen und anhand dieser den Trainingsplan festlegen.

Schritt 3: Trainingsplan festlegen

Auf Grundlage des kurzfristigen Trainingsziels legen Sie einen Trainingsplan fest, um dieses Ziel bestmöglich zu erreichen. Üblicherweise wird der Trainingsplan für einen Zyklus von einer Länge von 6-12 Wochen genutzt. Eine Trainingszeit von 6 Wochen ermöglicht, deutliche Ergebnisse festzustellen. Sie sollten aber nicht länger als 12 Wochen nach dem gleichen Programm trainieren, um dem Körper immer neue Trainingsreize zu setzen und eine Leistungsstagnation zu vermeiden.

Wenn es das Ziel ist, eine bestimmte Übungsleistung zu verbessern, z. B. Anzahl der möglichen Klimmzüge, kann auch ein intensives Programm über eine Dauer von 2-4 Wochen sinnvoll sein. Üblicherweise werden aber nur von Fortgeschrittenen Trainingszyklen verwendet, die eine Dauer von 6 Wochen unterschreiten.

Im Trainingsplan müssen Sie festlegen, welche Übungen Sie nutzen, wie viele Sätze und Wiederholungszahlen (Trainingsmethode) Sie ausführen werden und wie Sie Ihren Wochentrainingsplan aufbauen. Wenn Sie eine deutliche Körperfettreduktion planen, dann ist es auch erforderlich, dass Sie Ihre Ernährung umstellen. Nähere Informationen zur Ernährung erhalten Sie in „Das große Fitness-Buch" (Delp 2006).

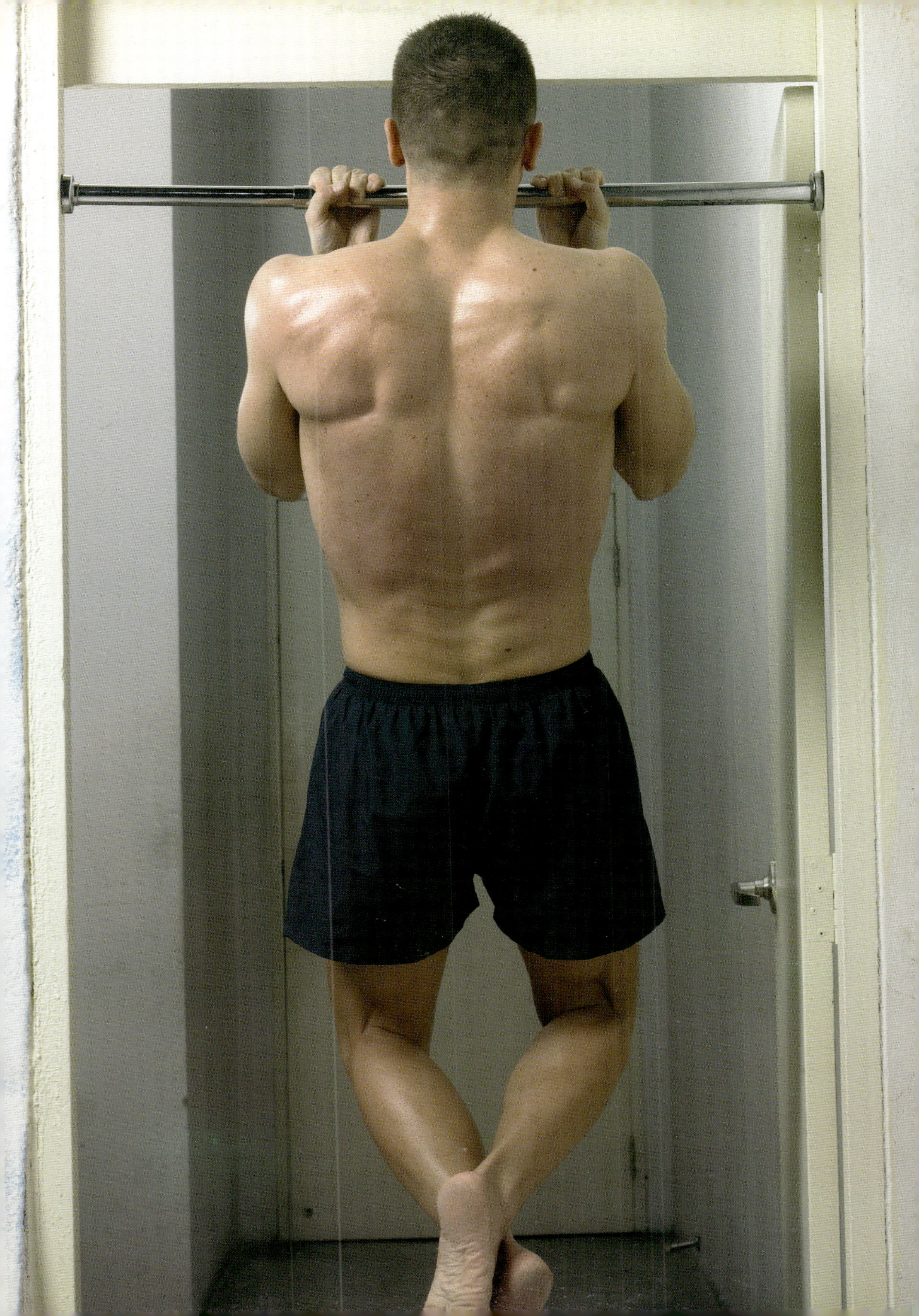

Schritt 4: Trainingsperiode

Nach Zieldefinition und Festlegung eines Programms beginnen Sie die Trainingsperiode von üblicherweise 6-12 Wochen. Führen Sie in den ersten Trainingseinheiten die **Kraftübungen** mit eher wenig Intensität aus. Der Körper muss sich erst an die neuen Bewegungsabläufe gewöhnen. Erhöhen Sie die Intensitäten nicht zu schnell, damit es zu keinen Verletzungen kommt.

Machen Sie nach jeder Trainingseinheit Notizen in Ihrem **Trainingsbuch**. Halten Sie die ausgeführten Übungen, die Wiederholungszahlen und die Intensitäten für jede Trainingseinheit fest. Auch empfiehlt es sich, Informationen zu den Rahmenbedingungen des Trainings zu notieren, wie Schlaf, Stress und Ernährung, da diese einen entscheidenden Einfluss auf die Trainingsleistungen haben. Anhand dieser Notizen können Sie langfristig die Entwicklung Ihrer Leistungsfähigkeit nachvollziehen.

Der Trainingserfolg muss durch regelmäßige **Kontrolltests** überprüft werden. Dazu werden die Kriterien des Eingangstests erneut geprüft. Es empfiehlt sich, alle 4 Wochen eine solche Trainingskontrolle vorzunehmen. Die Ergebnisse werden im Trainingsbuch festgehalten, da sie notwendige Informationen für die Festlegung neuer Trainingsprogramme liefern.

Trainingsbuch

Für jeden Sportler – gleich welcher Sportart – empfiehlt es sich, ein Trainingsbuch anzulegen, in dem er alle wichtigen Informationen zu Zielen, Trainingsplanung, Trainingsperiode und Leistungstests festhält. Durch die Trainingsaufzeichnungen erhalten Sie einen besseren Überblick über die Entwicklung Ihres Körpers. Sie werden feststellen, wie sich Ihre Leistungsfähigkeit und Ihre Körperkonturen im Trainingsverlauf positiv verändern. Auch können Sie daran erkennen, wie der Körper auf Trainingsstimulationen reagiert und können somit geeignete individuelle Trainingspläne gestalten. Wenn Sie beabsichtigen, Ihr Körperfett deutlich zu reduzieren, dann sind auch einige kurze Notizen zu Ihrer Ernährung empfehlenswert. Eine genaue Nahrungsauflistung ist hingegen im Normalfall überzogen.

Bei dem Eindruck einer Leistungstagnation können Sie anhand der Aufzeichnungen überprüfen, ob diese tatsächlich auftritt. Ausführliche Aufzeichnungen zeigen Ihnen mögliche Gründe für eine solche Stagnation und ermöglichen Ihnen, das Programm so umzustellen, dass sich wieder Trainingserfolge einstellen.

Auch wenn eine Phase mit geringer Motivation auftritt, helfen die Aufzeichnungen im Trainingsbuch. Schauen Sie nach, wie sich Ihre Körperproportionen über die Trainingsmonate hinweg positiv verändert haben. Vergleichen Sie die Kraftwerte zu Trainingsbeginn mit den heutigen Werten, beispielsweise die Wiederholungen bei Liegestützen und Klimmzügen. Denn schon nach wenigen Trainingsmonaten werden sich signifikante Leistungsverbesserungen einstellen.

Die Gestaltung und der Aufbau des Trainingsbuchs sind abhängig von Ihrer Vorstellung und Ihren Bedürfnissen. Ein Ringbuch ist empfehlenswert, da dann Blätter zugeheftet und Änderungen vorgenommen werden können. Am besten wählen Sie ein Buch in der Größe DinA4 und heften Blätter ab, die Sie Ihren Vorstellungen entsprechend am Computer entwerfen.

Schritt 5: Abschlusstest

Am Ende der Trainingsperiode führen Sie einen Abschlusstest aus, wozu die Kriterien des Eingangstests zu den Körperproportionen erneut vermessen werden. Auch einige Kraftübungen sollten getestet werden. Die Ergebnisse notieren Sie im Trainingsbuch.

Danach beginnen Sie wieder mit Schritt 2, um neue kurzfristige Trainingsziele festzulegen. Dazu vergleichen Sie die Testergebnisse der Kontroll- und Abschlusstests mit denen des Eingangstests. Basierend auf diesen Vergleichen und unter Berücksichtigung der langfristigen Trainingsziele bestimmen Sie ein neues kurzfristiges Trainingsziel. Zur Erfüllung des neuen Ziels legen Sie einen neuen Trainingszyklus fest (Schritt 3). Nutzen Sie bei der Programmfestlegung die Informationen aus dem Trainingsbuch, da diese wichtige Informationen über die Reaktionen des Körpers auf unterschiedliche Trainingsreize liefern. Schließlich beginnen Sie mit der neuen Trainingsperiode (Schritt 4) und beenden diese wieder mit einem Abschlusstest (Schritt 5).

Sie sollten das beschriebene Vorgehen für die Trainingsplanung kontinuierlich fortführen, da es sicherstellt, dass dem Körper fortlaufend neue Trainingsreize gesetzt und Leistungsverbesserungen erreicht werden.

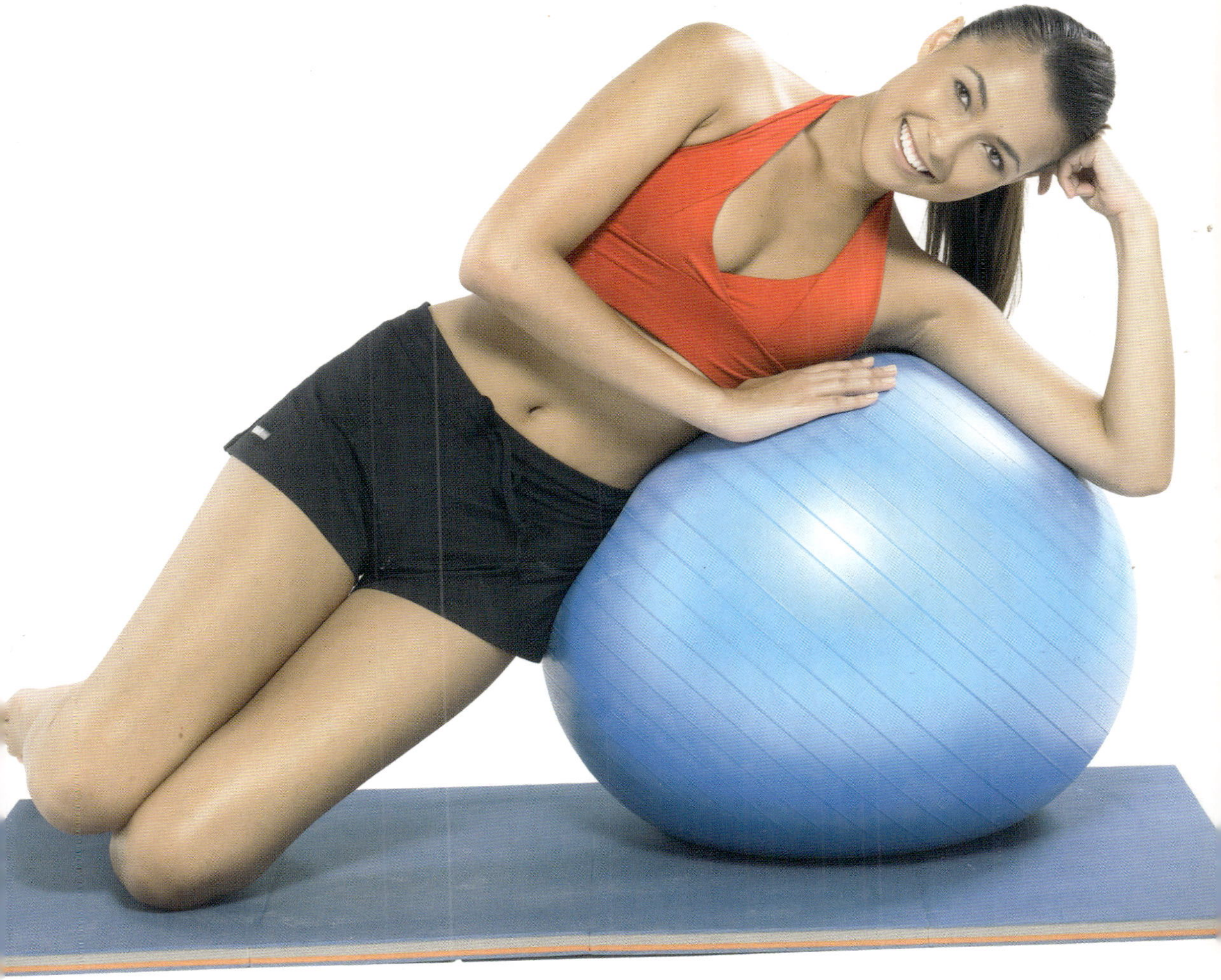

Teil II: Die Übungen

Mit Bodyweight-Training steigern Sie Ihre Muskelkraft. Trainieren Sie regelmäßig und vergrößern Sie kontinuierlich die Trainingsreize. So ist sichergestellt, dass der Körper sein Leistungsvermögen verbessert, um sich den Trainingsanforderungen anzupassen.

In diesem Abschnitt bekommen Sie die wirkungsvollsten Bodyweight-Übungen vorgestellt. Es werden Übungen gezeigt, mit denen Sie den gesamten Körper effektiv kräftigen. Für alle Muskelgruppen sind Übungen enthalten, die ohne Hilfsmittel und Trainingsgeräte ausgeführt werden, damit zu Hause ebenso wie unterwegs ein effektives Körpertraining möglich ist. Als Varianten und zur Intensivierung der Übungen werden Kleingeräte, wie Stretchband und Therapiekreisel, eingesetzt, um langfristig fortlaufend die Trainingsreize steigern zu können und ein effektives Training sicherzustellen.

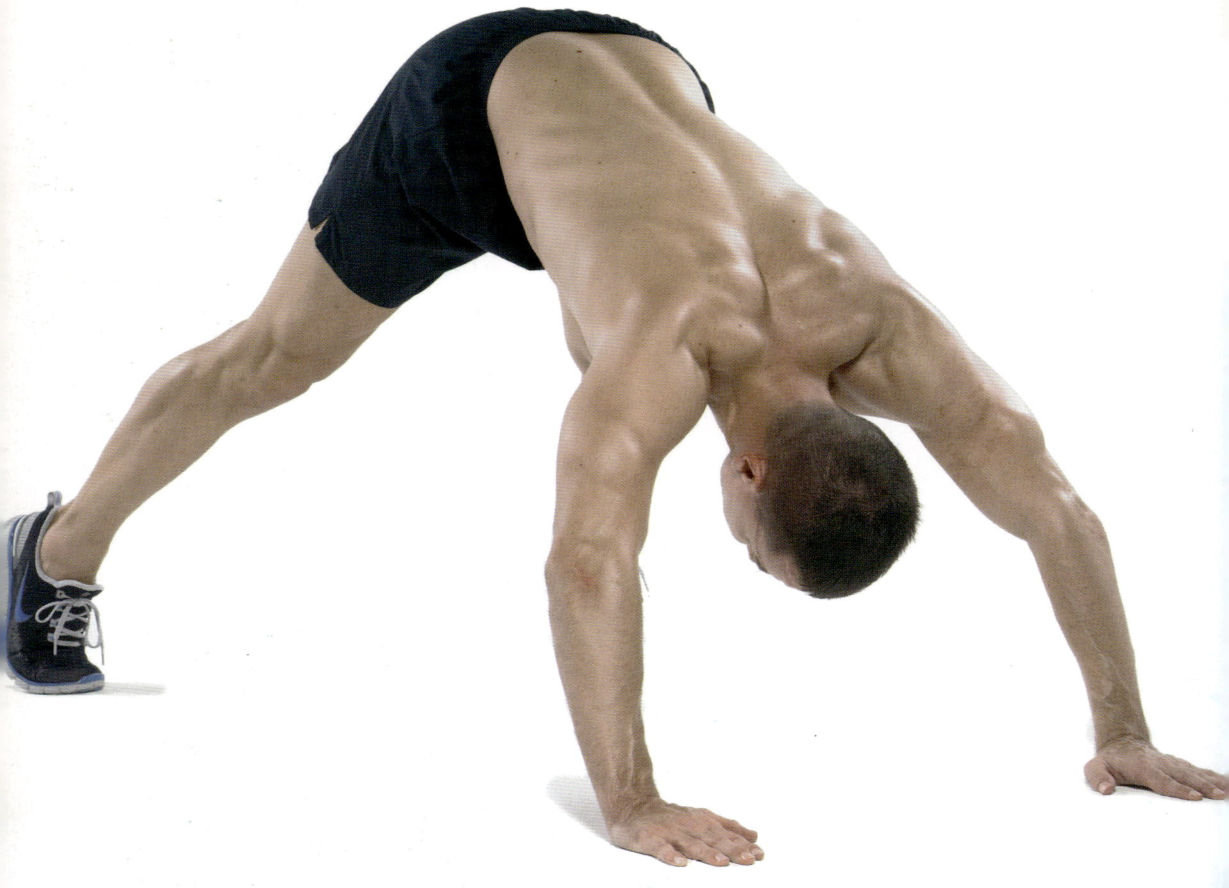

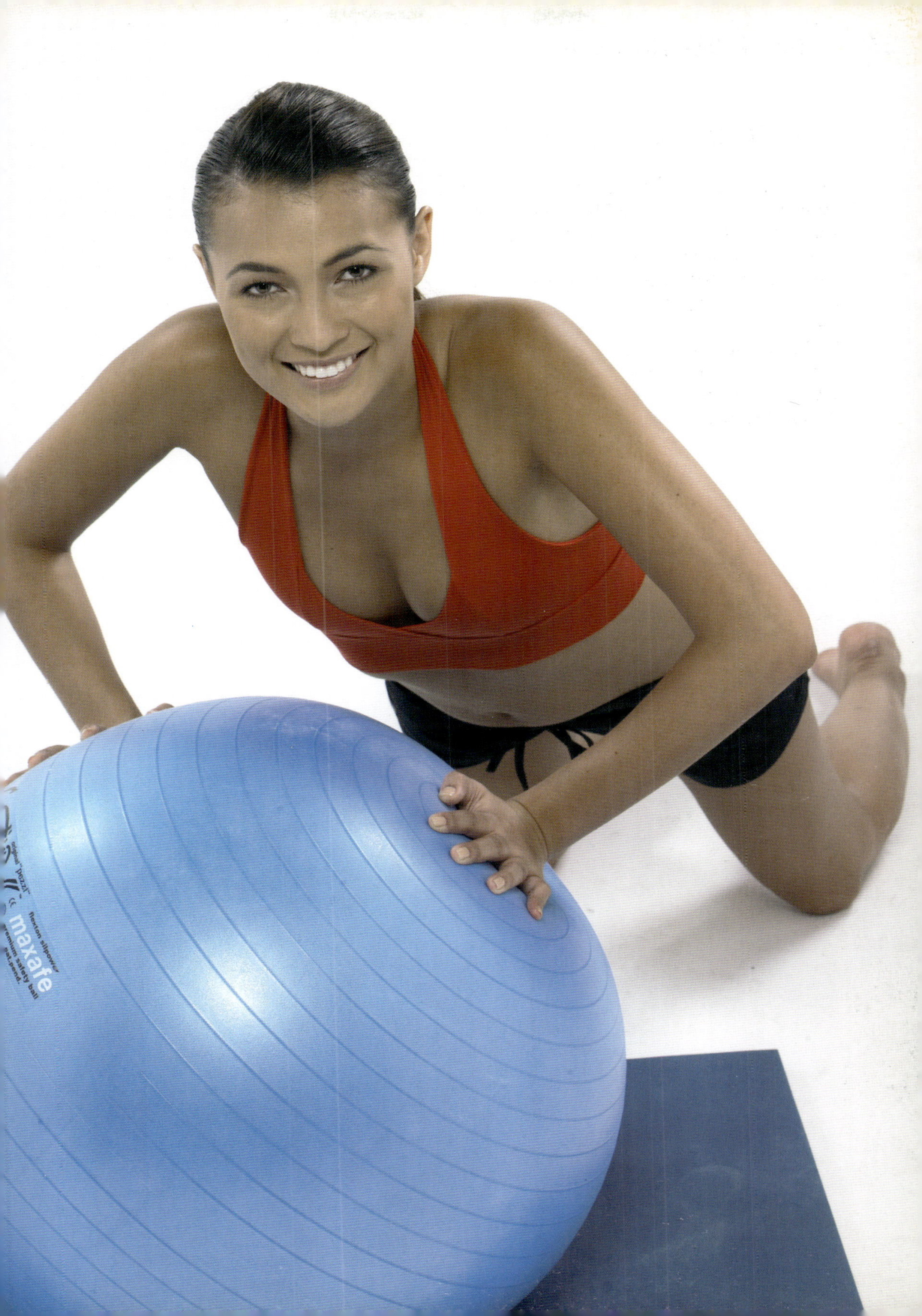
maxafe

1. Grundwissen zu den Muskeln

Für ein effektives Muskeltraining müssen Sie wissen, welche Muskelgruppen Sie mit welchen Bewegungen trainieren. Im folgenden Abschnitt lernen Sie die wichtigsten Muskelgruppen für das Krafttraining kennen und erfahren deren Hauptfunktionen. Sie müssen sich bei jeder Übung bewusst machen, welche Muskelgruppen Sie durch die Übungsbewegung aktivieren. Mit bewusstem Training gelingt es, die Zielmuskulatur besser zu aktivieren – somit erreichen Sie die besten Ergebnisse. Auch können Sie mit zunehmender Erfahrung die Bodyweight-Übungen variieren und intensivieren und dadurch Ihren individuellen Bedürfnissen besser entsprechen.

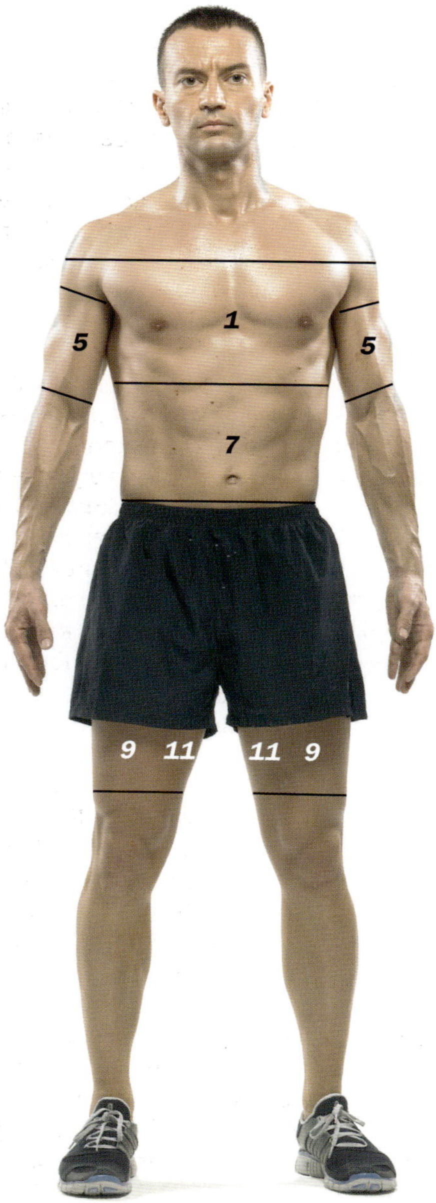

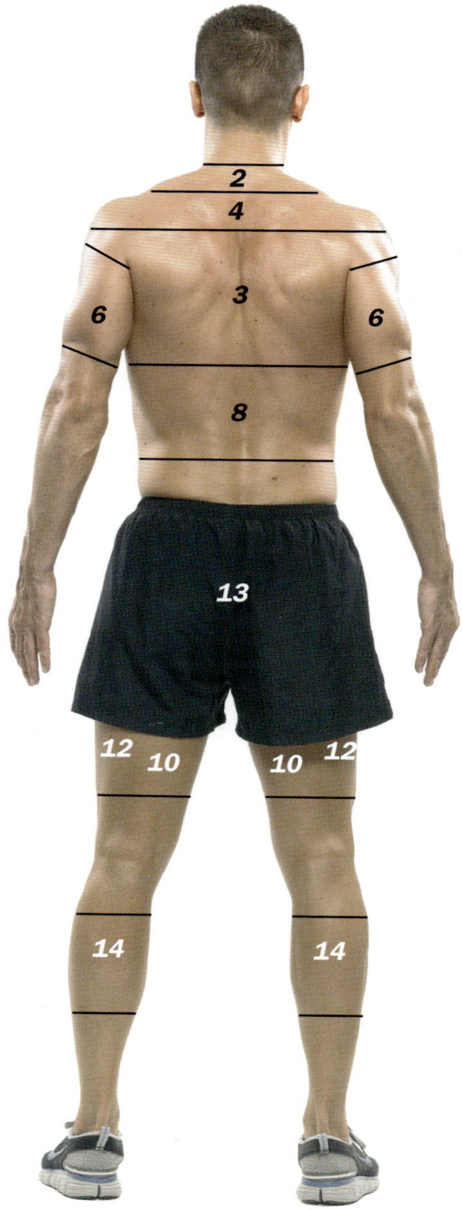

1. Die Brustmuskulatur

Der große Brustmuskel bedeckt den Brustkorb und verleiht ihm die Form. Er ist an nahezu allen Bewegungen des Schultergelenks beteiligt. Seine Hauptfunktion ist es, den Arm nach vorne zu drücken (Gegenstück zur oberen Rückenmuskulatur). Das Kräftigen der Brustmuskulatur führt zu einer optisch ansprechenden Brustform.

2. Die Nackenmuskulatur

Die Muskelstränge des Kapuzenmuskels (Trapezius) verlaufen über die Schulter und den oberen Rückenbereich bis hin zum Nacken. Die Hauptfunktionen der Nackenmuskulatur bestehen – je nach Muskelanteil – darin, den Kopf gerade zu halten und ferner die Schultern zu heben, zu senken und nach hinten zu ziehen. Das Kräftigen dieser Muskulatur führt zu einer guten Haltung; u. a. lässt sich so ein Doppelkinn korrigieren.

3. Die obere Rückenmuskulatur

Der breite Rückenmuskel gibt dem Rücken seine Form. In starker Ausprägung bewirkt dieser Muskel die oft gewünschte V-Form. Seine Hauptfunktion ist das Ziehen des Arms nach hinten (Gegenstück zur Brustmuskulatur) oder aus angehobener Position nach unten. Das Kräftigen dieser Muskulatur führt zu einer guten Körperhaltung.

4. Die Schultermuskulatur

Diese Muskelgruppe ist auch bekannt als Deltamuskel. Sie umschließt das Schultergelenk und gibt so der Schulter ihre runde Form. Der Deltamuskel lässt sich in drei Bereiche gliedern: Der vordere Anteil besitzt die Hauptfunktion, den Arm nach vorne zu ziehen; der seitliche Anteil spreizt den Arm vom Körper ab; und der hintere Anteil führt den Arm nach hinten. Das Training aller drei Anteile bildet eine schöne Schulterform und verhindert Fehlstellungen.

5. Die vordere Oberarmmuskulatur

Diese Muskelgruppe ist auch als Bizeps (zweiköpfiger Oberarmmuskel) bekannt. Ihre Hauptfunktion ist das Beugen des Arms im Ellbogengelenk (Gegenstück zur hinteren Oberarmmuskulatur). Das Training führt zu einer Gewebsstraffung der Arme und zu mehr Kraft bei zahlreichen Alltagsbewegungen wie dem Tragen von Einkaufstüten. Wichtig ist es aber, dass die vordere und die hintere Oberarmmuskulatur gleichmäßig gekräftigt werden, damit keine Ungleichgewichte entstehen.

6. Die hintere Oberarmmuskulatur

Diese Muskelgruppe ist auch als Trizeps (dreiköpfiger Oberarmmuskel) bekannt. Ihre Hauptfunktion ist das Strecken des Arms im Ellbogengelenk (Gegenstück zur vorderen Oberarmmuskulatur). Das ausgewogene Training der vorderen und der hinteren Oberarmmuskulatur bildet wohlproportionierte Arme.

7. Die Bauchmuskulatur

Diese Muskelgruppe ist wichtig für die Körperhaltung. Ihre Hauptfunktionen sind: das Stabilisieren der Wirbelsäule, ferner das Einrollen, Drehen und Seitwärtsbeugen des Rumpfes (Gegenstück zur Rückenstreckmuskulatur). Das Kräftigen der Bauchmuskulatur bildet eine wohlgeformte Körpermitte und beugt Rückenbeschwerden vor. Sie muss oft trainiert werden, da sich ihre Kraft schnell verringert. Außerdem müssen Bauch- und untere Rückenmuskulatur ein ausgewogenes Verhältnis bilden.

8. Die untere Rückenmuskulatur

Diese Muskelgruppe ist auch als Rückenstreckmuskulatur bekannt. Sie verläuft in zwei Strängen vom Becken entlang der Wirbelsäule. Ihre Hauptfunktionen bestehen darin, die Wirbelsäule zu stabilisieren und den Rumpf aus einer gebeugten Haltung aufzurichten (Gegenstück zur Bauchmuskulatur). Das regelmäßige Training führt zu einer guten Haltung und beugt Rückenbeschwerden vor. Das setzt aber voraus, dass Rücken- und Bauchmuskulatur gleichmäßig gekräftigt werden. Wird hingegen die Bauchmuskulatur vernachlässigt, zieht sich der Rücken zu einem Hohlkreuz zusammen, was Rückenverspannungen und Schmerzen zur Folge hat.

9. Die vordere Oberschenkelmuskulatur

Diese Muskelgruppe ist auch als vierköpfiger Oberschenkelmuskel bekannt. Ihre Hauptfunktion ist das Strecken des Kniegelenks (Gegenstück zur hinteren Oberschenkelmuskulatur). Außerdem stabilisiert sie gemeinsam mit der hinteren Oberschenkelmuskulatur das Kniegelenk. Regelmäßiges Training bildet eine wohlgeformte Kontur. Es ist wichtig, dass vordere und hintere Oberschenkelmuskulatur gleichermaßen gekräftigt werden, damit sich die beiden Muskelgruppen im Gleichgewicht befinden und das Knie optimal schützen.

10. Die hintere Oberschenkelmuskulatur

Die Oberschenkelrückseite umfasst drei Muskeln, die sich von der Hüfte (Sitzbein) bis zur Wade ziehen. Ihre Hauptfunktionen bestehen im Beugen des Kniegelenks (Gegenstück zur vorderen Oberschenkelmuskulatur) und im Aufrichten des Beckens. Bei einigen Sportarten wird die vordere Oberschenkelmuskulatur intensiver als die hintere gekräftigt, wodurch ein Muskelungleichgewicht entsteht, das Kniebeschwerden zur Folge hat. Regelmäßiges Kräftigen der hinteren Oberschenkelmuskulatur verhindert dies.

11. Die innere Oberschenkelmuskulatur

Dieser Bereich umfasst die Muskeln an der Innenseite des Oberschenkels, welche auch Adduktoren (Schenkelanzieher) genannt werden. Ihre Hauptfunktion besteht darin, das Bein nach innen zu ziehen. Außerdem stabilisieren sie als Gegenstück zur äußeren Oberschenkelmuskulatur das Standbein und verhindern im Grätschstand, dass der Körper nach unten sackt. Aufgrund dieser Stabilisierungsfunktionen ist es notwendig, diese Muskulatur zu kräftigen. Es muss aber auch die äußere Beinmuskulatur trainiert werden, damit diese beiden Muskelgruppen im Gleichgewicht bleiben.

12. Die äußere Oberschenkelmuskulatur

Dieser Bereich umfasst diejenigen Muskeln, die von der Außenseite des Beckens über die Außenseite des Oberschenkels bis hin zum Knie verlaufen. Diese Muskeln werden auch Abduktoren (Schenkelabspreizer) genannt. Ihre Hauptfunktionen bestehen darin, das Bein abzuspreizen und es im Stand zu stabilisieren (Gegenstück zur inneren Oberschenkelmuskulatur). Die Abduktoren müssen regelmäßig trainiert werden, da sie zur Abschwächung neigen. Ihr Training

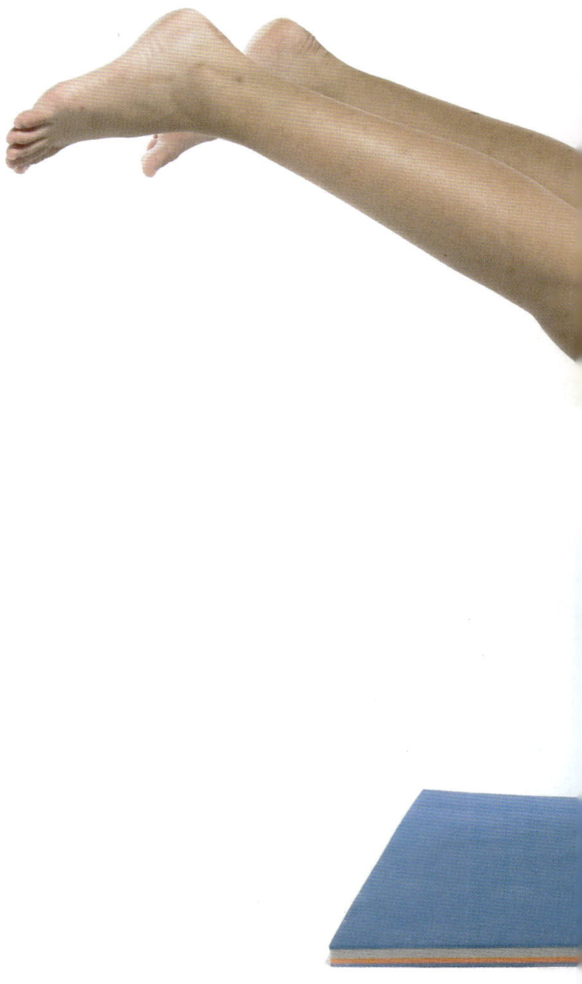

dient nicht nur der Vorbeugung von Knieverletzungen, sondern strafft auch die Oberschenkelaußenseite – und führt so zu wohlgeformten Beinen.

13. Die Gesäßmuskulatur

Diese Muskelgruppe ist auch bekannt als großer Gesäßmuskel, da sie dem Gesäß die Form verleiht. Ihre Hauptfunktion ist es, das Hüftgelenk zu strecken, beispielsweise beim Treppensteigen. Sie wirkt aber auch beim Abspreizen und Anziehen des Beines mit. Regelmäßiges Training strafft das Gewebe am Po und führt zu einer schönen und festen Form. Außerdem vereinfacht eine kräftige Gesäßmuskulatur zahlreiche Bewegungen im Alltag.

14. Die Wadenmuskulatur

Dieser Bereich zeichnet sich in zwei Strängen entlang der Wadenaußenseite und -innenseite ab. Die Hauptfunktionen der Wadenmuskulatur bestehen im Abdruck der Ferse bei allen Geh-, Lauf- und Sprungbewegungen und in der Stabilisierung des Standfußes. Außerdem ist sie bei der Kniegelenksbeugung beteiligt. Das regelmäßige Training der Wadenmuskulatur formt den Unterschenkel und bewirkt einen dynamischen Gang.

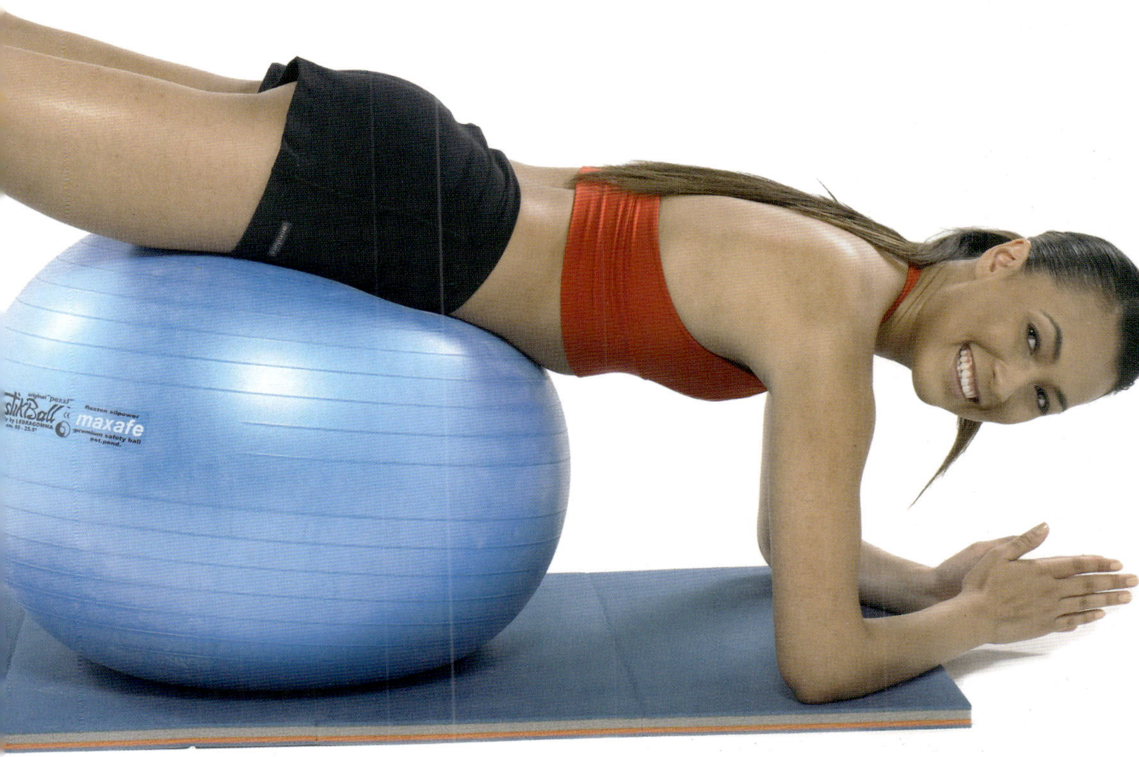

2. Zur Trainingsmethodik

Effekte des Bodyweight-Trainings

Mit dem Bodyweight-Training fördern Sie Ihre Muskelkraft. Sie bauen Muskulatur auf, lernen, die Muskulatur besser zu aktivieren, und können Kraftleistungen länger und schneller ausführen.

Muskelwachstum

Durch das Bodyweight-Training vergrößert sich Ihre Muskelmasse. Das hat nicht nur optische Effekte, sondern Sie werden auch stärker, denn mehr Muskelmasse bedeutet, dass das einsetzbare Kraftpotential größer ist. Der Trainingseffekt für das Muskelwachstum ist abhängig von der eigenen Veranlagung, der gewählten Trainingsmethode und auch davon, dass Sie genügend Eiweiß einnehmen, was für gezielten Muskelaufbau erforderlich ist.

Bessere Aktivierungsfähigkeit der Muskulatur

Es ist nicht möglich, das vorhandene Kraftpotential zur Bewältigung eines Widerstandes vollständig einzusetzen. Mit dem Bodyweight-Training verbessern Sie aber das Muskelzusammenspiel (intermuskuläre Koordination), da diese Trainingsform zahlreiche komplexe Übungen enthält, bei denen mehrere Muskelgruppen zusammenarbeiten müssen, um eine Kraftleistung zu erbringen.
Außerdem ist Ihre Kraftleistung davon abhängig, wie gut es Ihnen gelingt, möglichst viele Muskelfasern eines Muskels für eine Kraftleistung zu aktivieren (intramuskuläre Koordination). Das Aktivieren der Muskelfasern eines Muskels wird geschult, indem Sie intensive Kraftleistungen ausführen, die Sie nur für wenige Wiederholungen aufrechterhalten können. Das Bodyweight-Training bietet zahlreiche Übungsintensivierungen, so dass Sie mit dem Training auch das intramuskuläre Muskelzusammenspiel effektiv fördern können.

Das Verbessern der Aktivierungsfähigkeit der Muskulatur gelingt mit dem Bodyweight-Training besser als mit dem Krafttraining an Fitnessmaschinen. Das resultiert daraus, dass beim Bodyweight-Training natürliche Bewegungen ausgeführt werden, die nicht durch eine starre Maschinenachse vorgegeben sind.

Längere Ermüdungswiderstandsfähigkeit (Kraftausdauer)

Die Kraftausdauer fördern Sie, indem Sie trainieren, Kraftleistungen aufrechtzuerhalten. Entweder Sie vollbringen eine Kraftleistung möglichst oft in einer bestimmten Zeit (z. B. mehrmaliges Ausführen einer Bewegung) oder Sie halten eine Kraftleistung möglichst lange aufrecht (z. B. Verbleiben in einer Position).
Das Bodyweight-Training ermöglicht, beide Bereiche der Kraftausdauerfähigkeit zu trainieren. Es gibt Übungen, für die Sie zahlreiche Wiederholungen ausführen können, aber auch statische Übungen, bei denen Sie über eine bestimmte Dauer hinweg in einer Position verbleiben. Außerdem besteht die Möglichkeit, die Übungen zu intensivieren, indem Sie bei einer dynamischen Übung mehrere Positionen kurz halten.
Eine Steigerung des Kraftpotentials und der Aktivierungsfähigkeit bewirkt auch eine Verbesserung der Kraftausdauer, denn je schwerer ein Widerstand ist, desto mehr ist dessen Bewältigung von der Maximalkraft abhängig.

Schnellere Kontraktionsfähigkeit (Schnellkraft)

Schnellkraft ist die Fähigkeit, eine Kraftleistung möglichst schnell zu vollbringen (z. B. schnellstmögliches Ausführen einer Bewegung), wozu sich die an der Bewegung beteiligte Muskulatur zusammenziehen (kontrahieren) muss. Die Bodyweight-Übungen können Sie als Trainingsergänzung nutzen. Für den Oberkörper können Sie beispielsweise Liegestütze ausführen, wobei Sie aus der unteren Position mit den Händen vom

Boden abspringen und die Hände zusammenklatschen. Die Schnelligkeit der Beinmuskulatur können Sie gezielt mit ein- und beidbeinigen Kniebeugen trainieren, indem Sie aus der unteren Position abspringen.
Außerdem führt auch das Training der Maximalkraft zu positiven Effekten für die Schnellkraft.

Trainingsreize

Im Krafttraining müssen dem Körper Trainingsreize gesetzt werden, um kontinuierlich Leistungsverbesserungen zu erreichen. Unser Körper reagiert auf körperliche Belastung mit Anpassungsvorgängen. Wird im Training ein überschwelliger Reiz gesetzt, also eine größere Leistung abgerufen als in der vorherigen Trainingseinheit, stellt der Organismus nach einer Regenerationsphase ein größeres Leistungsniveau her. Dieser Vorgang, der zur Verbesserung des Ausgangsniveaus führt, wird **Superkompensation** genannt.

Die Trainingsreizsetzung bezieht sich auf die Trainingstagesleistung. Üblicherweise wird nur eine Krafttrainingseinheit am Tag ausgeführt. Das Bodyweight-Training ermöglicht es aber, mehrere kurze Workouts über den Tag verteilt zu machen, da keine Trainingsgeräte notwendig sind und somit das Training überall durchführbar ist.
Entscheidend für die Anpassungsvorgänge und die Leistungsverbesserungen ist, mit welcher Intensität und nach welcher Methode der Körper gefordert wird. Außerdem sind die Regenerationsgestaltung und eine gesunde und ausgewogene Ernährung wichtige Faktoren für ein erfolgreiches Krafttraining.

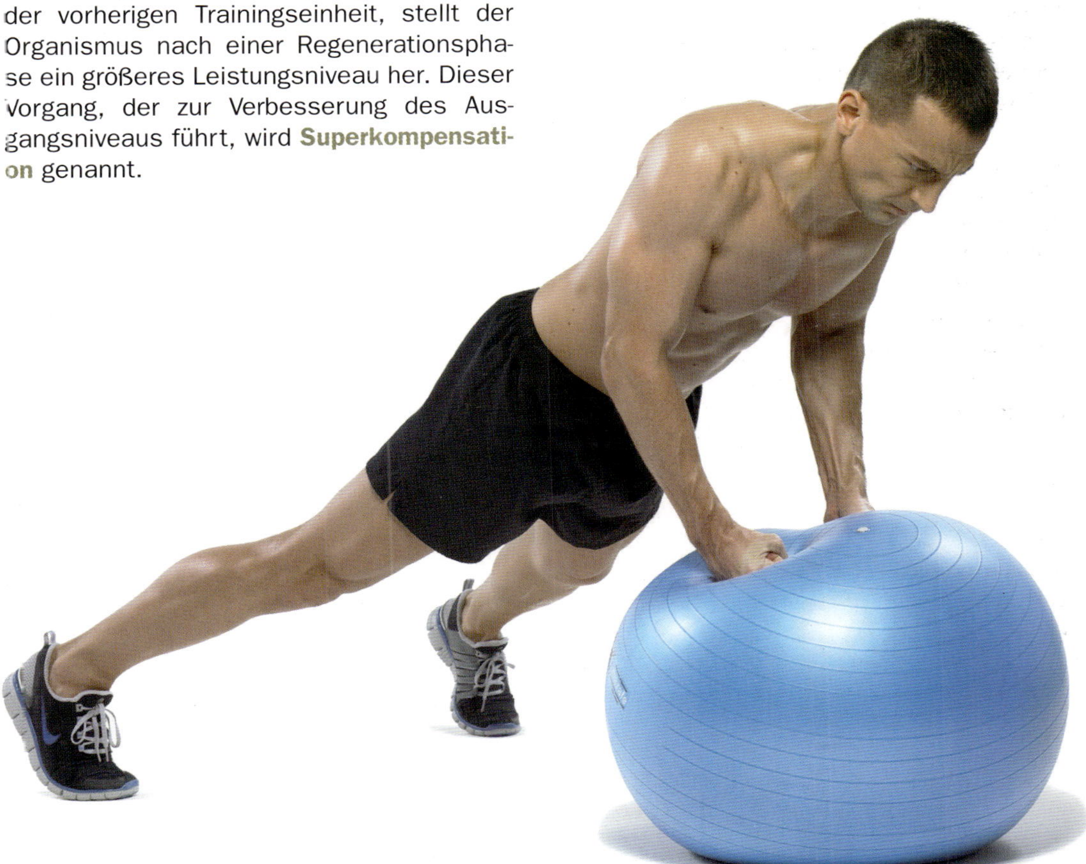

Der Faustliegestütz auf einem Gymnastikball.

Trainingshäufigkeit

Nur durch **regelmäßiges Training** können Sie Ihre Körperformen deutlich verändern und die Muskulatur kräftigen. Einmal wöchentliches Krafttraining gilt als Maßstab zum Krafterhalt. Zur Leistungsverbesserung muss hingegen jede Muskelgruppe mindestens zweimal pro Woche trainiert werden. Wenn Sie ein Ganzkörper-Workout nutzen, können Sie dieses Workout an 2-3 Tagen pro Woche ausführen. Splitt-Programme ermöglichen Ihnen, dass Sie Ihre Muskulatur noch häufiger trainieren. Es empfiehlt sich aber, an zumindest einem Tag pro Woche vollständig zu pausieren, damit sich der gesamte Körper regenerieren kann.

Pausieren Sie hingegen für längere Zeit, baut sich die Muskulatur langsam wieder ab. Versuchen Sie deshalb auch in Phasen, in denen Ihnen wenig Zeit zur Verfügung steht, jede Muskelgruppe mindestens einmal pro Woche zu trainieren. Wenn Sie allerdings krank sind, müssen Sie auf das Training verzichten, da ansonsten der Heilungsprozess gefährdet wird.

Regenerationsphase

Wie lange der Körper zur Regeneration und Anpassung benötigt, hängt von der Reizintensität, dem Trainingszustand und der ausgeführten Trainingsmethode ab. Durch eine sinnvolle Regenerationsgestaltung, z. B. Auslaufen, Massagen und ausreichend Schlaf, lässt sich die Erholungsdauer beschleunigen.

Ein **optimaler Trainingseffekt** wird erreicht, wenn die Pause zwischen zwei Trainingseinheiten richtig gesetzt ist. Wird dem Körper nicht genug Zeit zur Regeneration gewährt, kann dies zu einem Zustand von Übertraining führen, was eine Verschlechterung des Leistungsniveaus zur Folge hat. Wird eine zu lange Pause zwischen zwei Trainingseinheiten gelassen, baut der Körper seine Leistungsfähigkeit wieder ab, und eine Verbesserung des Leistungsniveaus ist nicht mehr möglich.

Es wirken viele Komponenten auf die Dauer der Regenerationsphase ein, weshalb sich diese nicht exakt bestimmen lässt. Normalerweise wird als **Regenerationszeit** etwa 24-48 Stunden angegeben. Ziel eines Sportlers muss es aber sein, seinen Körper immer besser kennen zu lernen, um so die Trainingsplanung optimal gestalten zu können.

Achten Sie auf Ihren Körper. Wenn Sie sich kräftig, vital und leistungsbereit fühlen, können Sie Krafttraining machen. Fühlen Sie sich hingegen schlapp und müde, trainieren Sie besser andere Muskelgruppen oder setzen mit einer Trainingseinheit aus. Erste Zeichen für **Übertraining** sind, dass Sie sich müde und kraftlos fühlen. Ebenso typisch sind schlechter Schlaf, Schwitzen und eine leichte Temperaturerhöhung. Wenn Sie jedoch dauerhaft Ihren Körper überfordern, kann das dazu führen, dass der Körper so geschwächt, verletzungs- und infektanfällig wird, dass Sie eine längere Trainingspause benötigen. Ein solcher Zustand tritt aber nicht bei Fitnesseinsteigern auf, sondern bei Leistungssportlern und auch in diesem Bereich eher selten.

Auswahl der Übungen und des Programms

Sie bekommen in diesem Buch Übungen vorgestellt, mit denen Sie alle Muskelgruppen des Körpers trainieren können. Nutzen Sie nur solche **Übungsvarianten**, die Sie technisch korrekt ausführen können und mit denen Sie die beabsichtige Trainingsintensität erreichen.

Es werden zahlreiche **intensive Trainingsvarianten** vorgestellt. Nutzen Sie Intensivierungen nur, wenn Sie die Grundübung mindestens einige Wochen technisch perfekt ausgeführt haben. Je länger Sie Bodyweight-Training machen, desto mehr werden Sie auf Intensivierungen zurückgreifen und auch neue Übungen nutzen, die Sie sich selbst ausdenken oder von denen Sie erzählt bekommen. Bedenken Sie bei deren Ausführung, dass die Übungen umso mehr mit Überlastungs- und Verletzungsrisiko verbunden sind, desto extremer sie werden – beispielsweise einbeinige Kniebeugen auf beweglichem Untergrund und Handstände auf beweglichem Untergrund.

Für **Einsteiger** empfiehlt sich ein Ganzkörperprogramm, mit dem alle Muskelgruppen aktiviert werden. Im Programm werden komplexe Grundübungen genutzt, um den Körper mit möglichst wenigen Übungen zu trainieren. Üblich sind 6-10 Übungen, wobei die genaue Zahl von dem Wochentrainingsprogramm und der Gesamtdauer des Workouts abhängig ist, da diese bei Einsteigern mit Auf- und Abwärmphase 90 Minuten nicht überschreiten sollte, aber kürzer sein darf. Das Ganzkörperprogramm sollte mindestens zweimal pro Woche ausgeführt werden, damit ein Kraftzuwachs sichergestellt ist.

Fortgeschrittene können auch mit einem Ganzkörper-Programm trainieren. Sie können aber auch den Trainingsplan nach Muskelgruppen aufteilen und die unterschiedlichsten Workouts nutzen. Auch wenn ein Trainingsziel gewählt ist, das eine oder wenige Muskelgruppen hervorhebt, muss sichergestellt sein, dass jede Muskelgruppe zumindest einmal wöchentlich intensiv gekräftigt wird, um das Leistungsniveau aufrechtzuerhalten.

Übungsintensität und Anzahl der Wiederholungen

Trainingseinsteiger führen die Übungen mit geringer Belastung aus. Wählen Sie die Intensitäten eher zu niedrig als zu hoch. Die Muskulatur gewöhnt sich schneller an neue Anforderungen als die Sehnen und Bänder. Deshalb muss der Körper langsam auf eine Übungsintensivierung vorbereitet werden. Erhöhen Sie zuerst die Wiederholungszahlen, bevor Sie die Belastungen steigern. Wenn die Beanspruchung zu schnell vergrößert wird, besteht die Gefahr, dass der Körper Schaden nimmt.

Einsteiger wählen für jede dynamische Übung eine Intensität, mit der es ihnen gelingt, in einem Satz 15-20 Wiederholungen auszuführen. Wenn es gelingt, mehr als 20 Wiederholungen in einem Satz zu machen, kann die Intensität gesteigert werden. Die Steigerung darf aber nur so weit erfolgen, dass noch mindestens 15 Wiederholungen möglich sind. Die beschriebene Methode wird in der Trainingslehre als Kraftausdauer-Methode bezeichnet. Dieser Methode wird vorrangig der Effekt zugesprochen, die Kraftausdauerleistungsfähigkeit zu verbessern, wobei es aber auch zu einem Muskelwachstum kommt.

Fortgeschrittene können wählen, ob sie die Kraftausdauer-Methode mit 15-20 Wiederholungen oder mit 20-30 Wiederholungen ausführen. Sie können aber auch auf die Muskelaufbau-Methode zurückgreifen, bei der eine Intensität von 8-12 Wiederholungen ausgeführt wird. Bei allen Methoden gilt, dass der Schwierigkeitsgrad der Übung erst gesteigert wird, wenn es gelingt, die obere Grenze der Wiederholungen in einem Satz zu überschreiten.

Statische Übungen werden so ausgeführt, dass die Endposition für 20-60 Sekunden gehalten wird. Fortgeschrittene können eine Position auch länger halten, wenn keine andere Übungsintensivierung möglich ist. Wird eine statische Übung mit einer dynamischen Übung kombiniert, wofür die Endposition mit maximaler Kontraktion oder mehrere Positionen auf dem Weg zur Endposition gehalten werden, dann erfolgt die jeweilige Spannung über 3-10 Sekunden.

Im Bodyweight-Training können Fortgeschrittene mit der **Gewöhnungsmethode** ihre Leistungsfähigkeit bei komplexen Grundübungen über eine kurze Zeitspanne deutlich verbessern. Bei dieser Trainingsmethode wählen Sie 1-3 intensive Übungen, beispielsweise Klimmzüge, Handstandliegestütze und/oder einbeinige Kniebeugen. Machen Sie zu Trainingsbeginn einen Maximaltest, um zu erfahren, wie viele Wiederholungen Sie ausführen können. In den folgenden Tagen machen Sie immer wieder 40-60 Prozent der maximal möglichen Wiederholungen. Beispielsweise führen Sie jedes Mal 4-6 Klimmzüge (Maximalkrafttest 10 Wiederholungen) aus, wenn Sie an der Klimmzugstange vorbeigehen. Nach einer Woche erfolgt wieder ein Maximaltest und die Wiederholungen werden angepasst. Innerhalb von 2-4 Wochen lassen sich so signifikante Leistungsverbesserungen für die jeweilige Übung erreichen. Allerdings dürfen Sie die bei der Übung intensiv gekräftigte Muskulatur nicht mit zusätzlichen Krafteinheiten belasten. Auch können Sie nicht mit mehr als 1-3 Übungen gleichzeitig so verfahren, da der Körper sonst überlastet wird. Führen Sie mindestens einmal wöchentlich ein Programm aus, dass die anderen Muskelgruppen intensiv gekräftigt. Es ist nicht ganz einfach, die Methode in das Kraftprogramm zu integrieren. Mit fortschreitender Trainingserfahrung lohnt es aber, diese Methode hin und wieder für einige Wochen in das Training einzubauen. Außerdem können Sie am Ende einer anderen Sportart noch 1-3 komplexe Grundübungen ausführen, wobei Sie diese nicht bis zur maximalen Leistungsgrenze praktizieren, damit keine Verlängerung der Regenerationsphase notwendig wird.

Übungsintensivierung

Sie können die Muskelbeanspruchung bei dynamischen Übungen intensivieren, indem Sie die Endposition oder mehrere Positionen halten, oder durch Teilbewegungen in der Endposition.

Halten der Endposition bedeutet, dass Sie für wenige Sekunden in der Endposition verbleiben und dabei die Muskulatur mit maximaler Kraft anspannen. Halten Sie dabei nicht die Luft an, sondern atmen Sie gleichmäßig weiter.

Das **Halten mehrerer Positionen** für einige Sekunden im Übungsverlauf ist eine weitere Möglichkeit, eine Übung zu intensivieren. Es bietet sich beispielsweise an, jeweils eine Position am Anfang, in der Mitte und am Ende der Bewegung über mehrere Sekunden zu halten. Atmen Sie in jeder Halteposition gleichmäßig weiter.

Auch **Teilbewegungen** sind eine sinnvolle Variante zur Steigerung der Muskelaktivität. Damit ist gemeint, dass Sie sich in die Endposition bewegen und von dort kleine, langsame Bewegungen nach oben und wieder nach unten machen. Durch die Ausführung der Wiederholungen im Bereich höchster Muskelaktivität wird ein besseres Trainingsergebnis erreicht. Achten Sie darauf, gleichmäßig zu atmen.

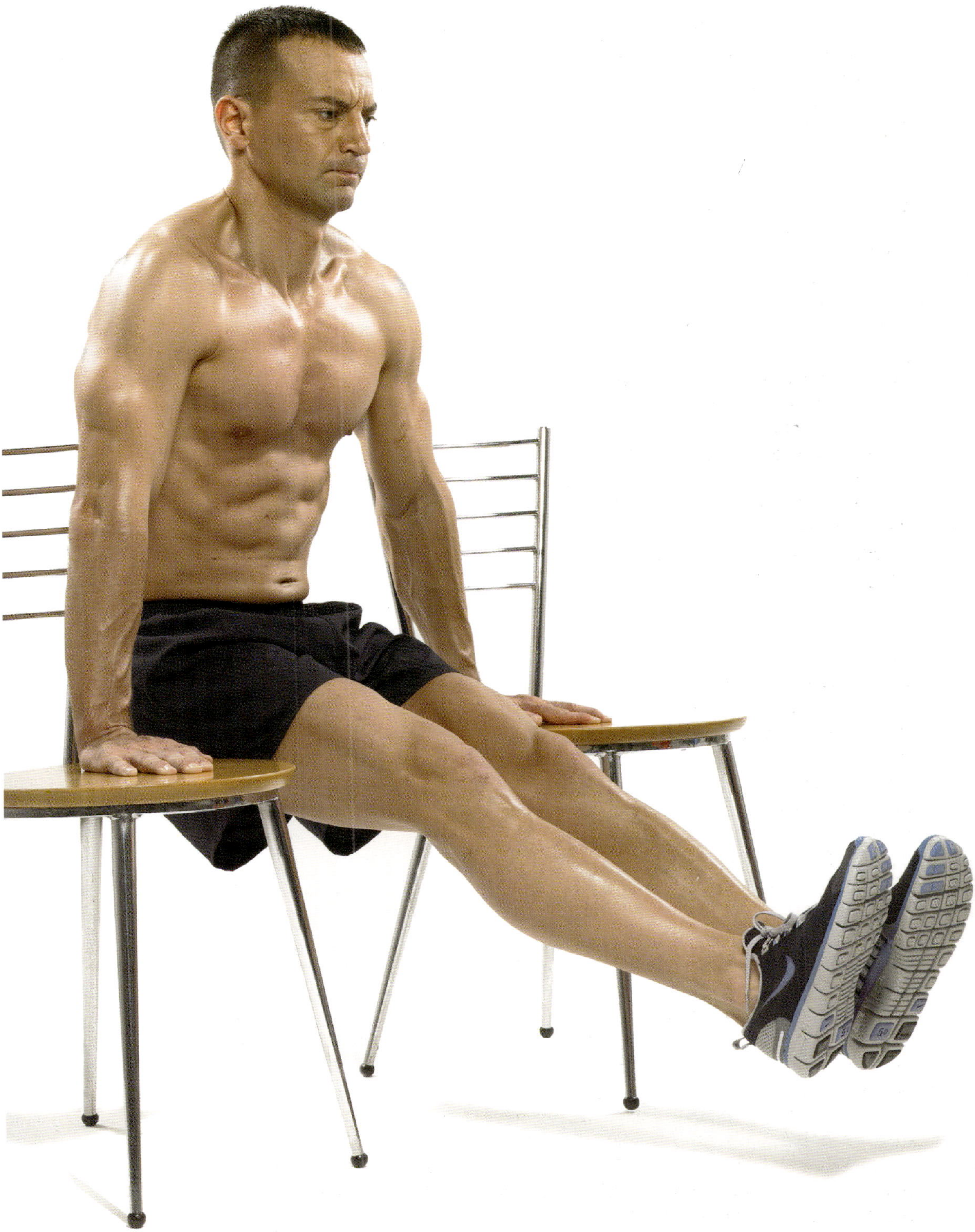

Anzahl der Sätze und Pause zwischen den Sätzen

Ein Satz beschreibt die Ausführung einer Übung ohne Unterbrechung. Üblicherweise werden 2-3 Sätze von jeder Übung ausgeführt. Die genaue Zahl hängt aber von der Gesamtzahl der Übungen ab, da das Workout nicht zu lange dauern soll, um eine Überlastung des Körpers zu vermeiden. Außerdem hängt die Satzzahl von der gesamten Trainingsplanung und vom Leistungsniveau des Aktiven ab. Am besten machen Einsteiger für Workouts mit 6-10 Übungen 2 Sätze; Fortgeschrittene machen 2-3 Sätze abhängig von ihrer Trainingsplanung.

Wenn Sie die Übungen mit vielen Wiederholungen und eher wenig Intensität ausführen, pausieren Sie zwischen zwei Sätzen ca. 1-2 Minuten. Führen Sie hingegen wenige Wiederholungen mit hoher Intensität aus, benötigt der Körper zwischen zwei Sätzen eine Regenerationsphase von ca. 2-3 Minuten. Als Variante können Fortgeschrittene direkt nach einem Durchgang einen Satz für den Muskel-Gegenspieler ausüben, z. B. kann so die Bauchmuskulatur und die untere Rückenmuskulatur trainiert werden. Durch dieses Vorgehen hat der zuerst trainierte Muskel genügend Zeit, sich zu regenerieren, und kann danach wieder beansprucht werden.

Wichtige Regeln zur Übungsdurchführung

Nehmen Sie eine stabile Ausgangsposition ein, damit Sie sich vollständig auf die Übungsdurchführung konzentrieren können. Spannen Sie die Bauch- und die Gesäßmuskulatur an, die Schultermuskulatur nach hinten unten und achten Sie auf einen geraden Rücken. Kontrollieren Sie regelmäßig Ihre Ausgangsposition und die Übungsdurchführung vor einem Spiegel. Achten Sie darauf, dass die Schultern auf gleicher Höhe bleiben, und vermeiden Sie ein Abknicken der Handgelenke.

Konzentrieren Sie sich bei jeder Übung auf die Zielmuskulatur und nehmen Sie während der Übungsdurchführung deren Aktivität bewusst wahr. Dadurch werden die besten Ergebnisse erzielt. Ungeübten fällt die konzentrierte Übungsausführung zu Anfang noch etwas schwer, doch werden sie sich diese mit fortschreitender Praxis aneignen.

Machen Sie die Übungen in gleichmäßigen, eher langsamen Bewegungen. Achten Sie auf eine technisch korrekte Ausführung. Ziel des Bodyweight-Trainings ist es, die Muskulatur effektiv zu trainieren.

Vermeiden Sie es, Schwung zu holen und Ausweichbewegungen durch den Einsatz andere Muskelgruppen zu machen. Sie werden beispielsweise bei „K 7: Klimmzug" feststellen, wie die Rücken- und die vordere Oberarmmuskulatur zittern und ermüden. Durch ruckartige Bewegungen, Verdrehen der Schulter und Anheben des Nackens gelingt es Ihnen vielleicht, eine Wiederholung mehr auszuführen. Dadurch wird der Körper aber nicht besser trainiert, sondern mit Körperfehlstellungen die Übung bewältigt.

Die Zielmuskulatur muss während der gesamten Übungsdurchführung aktiviert bleiben. Sie dürfen beispielsweise beim Klimmzug die Arme nicht durchhängen lassen, sondern müssen sie leicht gebeugt in Spannung halten. Die Muskelaktivität nimmt während der Bewegung zu und ist in der Endposition am größten, deshalb kann die Übung auch durch Halten der Endposition und Teilbewegungen intensiviert werden.

Sie dürfen sich bei den Übungen anstrengen und verausgaben. Wenn jedoch Schmerzen auftreten, muss die Übung unterbrochen werden. Lassen die Schmerzen im Ruhezustand nach, überlegen Sie, was die Ursache war, beispielsweise eine fehlerhafte Körperhaltung, und versuchen Sie die Ausführung erneut. Tritt der gleiche Schmerz wieder auf, stoppen Sie die Übung und machen Sie die nächste, die in Ihrem Trainingsplan steht. Lassen die Schmerzen auch im Ruhezustand nicht nach, beenden Sie das Training und kontaktieren Sie Ihren Arzt.

Führen Sie Übungen für die linke und die rechte Körperseite immer mit gleicher Intensität aus. Achten Sie darauf, dass Sie Ihren Körper ausgeglichen trainieren. Sie müssen in Ihr Trainingsprogramm alle großen Muskelgruppen integrieren.

Intensive und mehrmals wöchentlich angesetzte Trainingseinheiten ebenso wie zeitliche Einschränkungen können dazu führen, dass das Programm aufgeteilt werden muss. Beispiele für gesplittete Trainingsprogramme finden Sie in „Teil III: Die Workouts“.

Atmung

Am besten führen Sie die Übungen eher langsam aus und atmen dabei durchgehend gleichmäßig. Sie dürfen hingegen nicht den Atemrhythmus unterbrechen, denn dann würde der Körper ungenügend mit Sauerstoff versorgt, was ein erhebliches Gesundheitsrisiko darstellt.

Wenn Sie jedoch Übungen schnell und mit hohen Intensitäten ausführen, atmen Sie beim Absenken ein und atmen in der Anstrengungsphase beim Strecken oder Aufrichten aus.

Behalten Sie Ihren Atemrhythmus während aller Wiederholungen bei. Wenn Sie zur Intensivierung die Endposition einige Sekunden halten, atmen Sie währenddessen bewusst ein und aus.

Durchführung der Übung

Nehmen Sie die Ausgangsposition ein und führen Sie die Übung entsprechend der Übungsbeschreibung durch. Wiederholen Sie die Durchführung so oft, wie dies die von Ihnen genutzte Trainingsmethode verlangt. Sie müssen eine Intensität wählen, mit der Sie die Wiederholungen technisch korrekt – ohne Fehlstellungen und Ausweichbewegungen – ausführen können. Auch wenn eine Übung nur zu einer Seite beschrieben ist, müssen Sie immer beide Körperseiten kräftigen.

Bei den Übungen wird hervorgehoben, ob eine Muskulatur vorrangig (++) oder mitgekräftigt wird (+).

3. Übungen für Brust, vordere und seitliche Schultern und hintere Oberarme

K 1: Liegestütz

Kräftigung:
★★ Brustmuskulatur
★ vordere Schulter- und hintere Oberarmmuskulatur

Ausgangsposition:
Begeben Sie sich auf den Boden und stützen Sie sich mit den Händen und Zehen ab. Die Hände sind schulterbreit auseinander und die Finger zeigen nach oben. Spannen Sie die Bauch- und die Gesäßmuskulatur an, um den Rücken zu stabilisieren, und ziehen Sie die Schultern nach hinten unten. Der Blick ist auf den Boden gerichtet.

Übungsdurchführung:
Beugen Sie die Arme, bis der Oberkörper fast den Boden berührt, ohne ihn abzulegen. Die Ellbogen bleiben nahe am Körper. Dann strecken Sie die Arme und bewegen sich in die Ausgangsposition zurück. Halten Sie den gesamten Körper in Spannung und achten Sie darauf, dass der Rücken gerade bleibt.

Variante:
Einsteiger vereinfachen die Übung, indem sie sich mit den Knien statt mit den Zehen abstützen. Eine weitere Vereinfachung wird erreicht, indem Sie sich mit nach vorne gestreckten Armen an eine Wand stützen und in dieser Position Liegestütze ausführen. Geübte können die Zehen auf eine Bank stellen und so die Übung intensivieren.

A

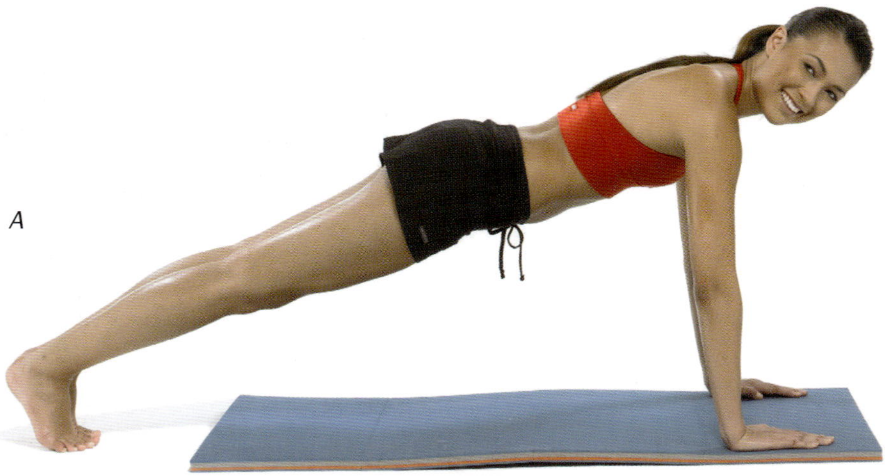

B

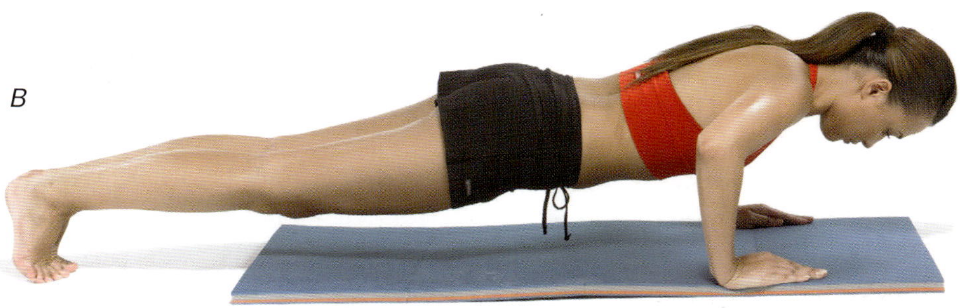

A-B: Die Ausgangsposition und die Endposition.

Durch veränderte Handstellungen werden unterschiedliche Anteile der Brustmuskulatur trainiert. Sie können die Liegestütze mit weit auseinander gesetzten Händen ausführen, wodurch die Brustmuskulatur intensiver und die hintere Oberarmmuskulatur weniger intensiv trainiert werden. Dementsprechend erreichen Sie eine bessere Aktivierung der hinteren Oberarmmuskulatur mit einer engen Handhaltung.

Zur Stabilisierung der Handgelenke werden Liegestütze auf den Fäusten ausgeführt. Hoch intensiv ist die Ausführung von „Faustliegestützen“ auf einem Gymnastikball. Fortgeschrittene können die Handmuskulatur mit Liegestützen auf der inneren und auf der äußeren Handkante kräftigen.

Fortgeschrittene können auch Liegestütze auf den Fingern machen. Mit zunehmendem Leistungsniveau werden immer weniger Finger für die Liegestütze benötigt.

Auch können Fortgeschrittene den Liegestütz intensivieren, indem die Beine auf einen Gymnastikball gelegt werden. Auch die Variante, bei der die Füße an eine Tür oder Wand gedrückt und die Beine frei in der Luft sind, stellt eine wirkungsvolle Übungsintensivierung dar. Eine weitere Variante ist der Liegestütz mit Körperdrehung. Aus der unteren Liegestützposition heben Sie Ihren Körper an und drehen ihn dabei zu einer Seite und gleichzeitig den Arm dieser Seite nach oben. Dann senken Sie sich wieder in die untere Position und führen schließlich die Übung zur anderen Seite aus.

Auch können Sie die Schnellkraft trainieren, indem Sie aus der unteren Liegestützposition mit den Händen vom Boden abspringen und diese in der Luft zusammenklatschen.

C

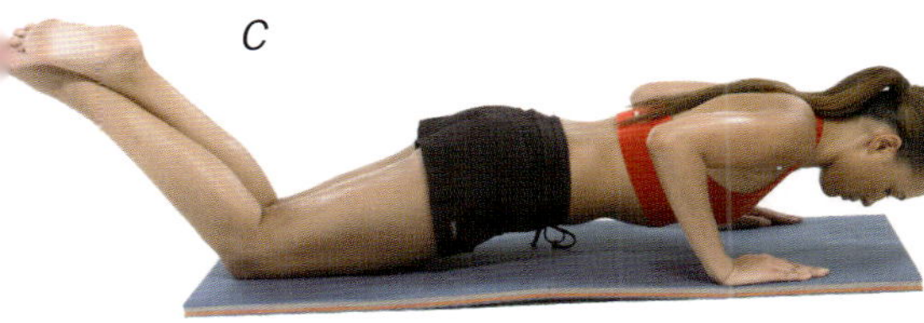

E

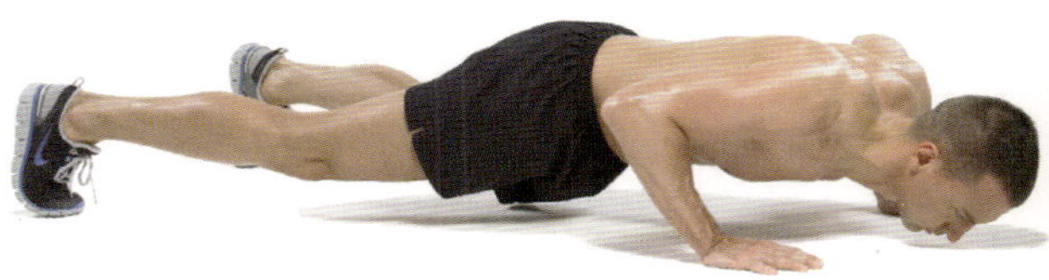

D

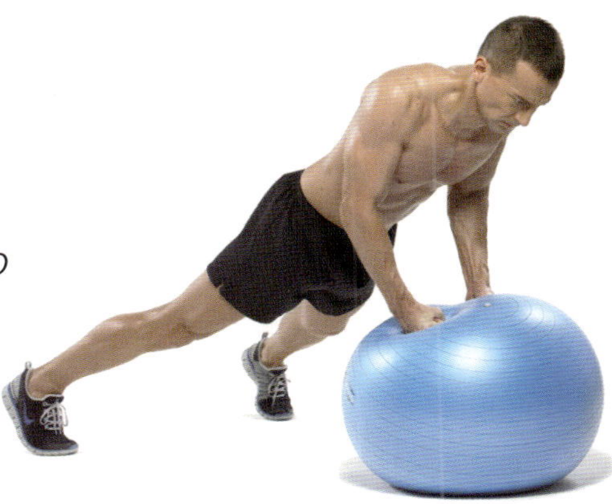

F

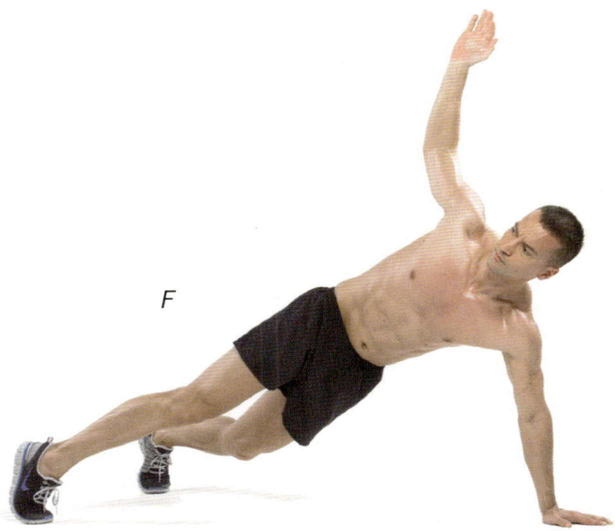

C: Der vereinfachte Liegestütz.
D: Der Faustliegestütz auf einem Gymnastikball.
E-F: Liegestütz mit Körperdrehung.

Eine weitere Variante sind versetzte Liegestütze. Dazu wird ein Arm höher als der andere Arm abgestellt.
Als hochintensive Variante können Sie die Unterschenkel auf einem Gymnastikball aufstellen und dann die Hände abwechselnd vorsetzen, um sich fortzubewegen. Der Ball wird dabei mit den Beinen nachgezogen. Nach einigen Schritten machen Sie einige Liegestütze, um die Übung zu intensivieren. Achten Sie bei dieser Variante besonders darauf, dass Sie nicht ins Hohlkreuz fallen.
Der korrekt ausgeführte einarmige Liegestütz ist Zeichen höchster körperlicher Leistungsfähigkeit. Wichtig ist es dabei, keine Verdrehung der Schulter auszuführen, sondern den Körper gerade zu halten. Auch gilt es, den Körper vollständig in Spannung zu halten, um ein Hohlkreuz zu vermeiden.
Um den einarmigen Liegestütz zu lernen, stützen Sie die Hand auf einen halbhohen Gegenstand und führen das Training in dieser vereinfachten Position aus. Konzentrieren Sie sich dabei bewusst darauf, die Finger fest nach unten und die Zehen in den Boden zu spannen, und ebenso die Bauch- und die Gesäßmuskulatur anzuspannen. Wenn Sie in dieser Höhe die beabsichtige Wiederholungszahl erreichen, machen Sie den Liegestütz auf einem Gegenstand mit geringerer Höhe, bis Sie schließlich den einarmigen Liegestütz auf dem Boden ausführen können. Für dieses Vorgehen können Sie eine gerade Treppe benutzen. Beginnen Sie beispielsweise auf der vierten Stufe und intensivieren Sie die Übung durch Verringerung der Treppenstufen mit fortschreitender Kraftentwicklung.

G

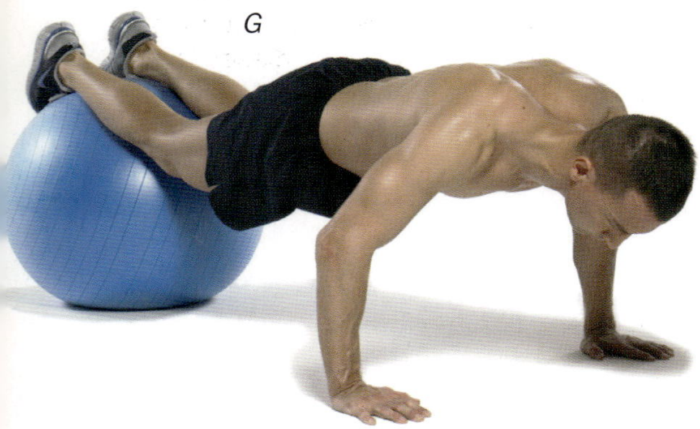

H

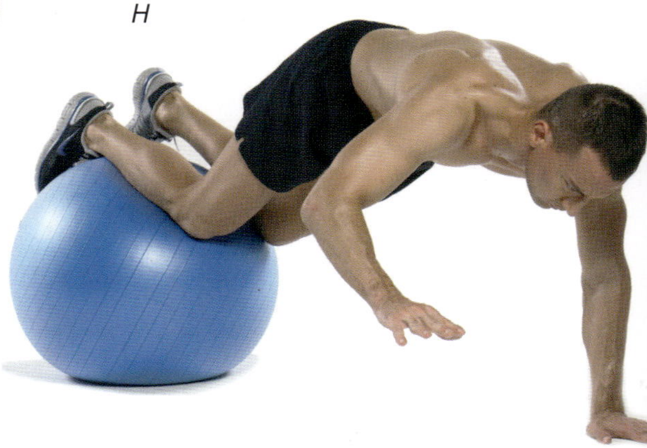

I

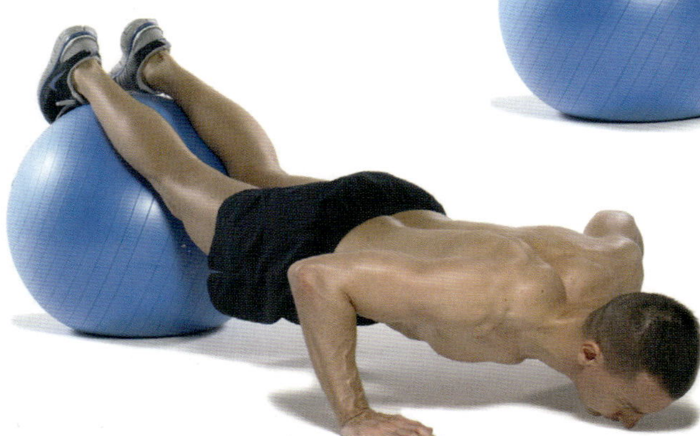

G-I: Vorwärtsgehen mit dem Gymnastikball.

K 2: Handstandliegestütz

Kräftigung:
★★ seitliche Schulter-, Nacken- und hintere Oberarmmuskulatur
★ Brust-, vordere und hintere Schultermuskulatur

Ausgangsposition:
Platzieren Sie einen 30 cm hohen Gegenstand, z. B. einen Bücherstapel, etwa 20-30 cm vor einer Wand auf dem Boden. Stützen Sie die Hände so auf den Boden, dass sich der Bücherstapel zwischen den Händen befindet und die Finger zur Wand zeigen. Die Hände sind schulterbreit auseinander und die Finger sind gespreizt. Ein Bein ist angezogen und das andere Bein nach hinten gestreckt. Nehmen Sie Schwung und bringen Sie die Beine an die Wand, das gestreckte Bein zuerst. Balancieren Sie die Position aus und spannen Sie die Hände fest in den Boden und die Schultern weg von den Ohren. Aktivieren Sie die Bauch- und die Gesäßmuskulatur und richten Sie den Blick nach vorne unten.

Übungsdurchführung:
Beugen Sie langsam die Arme, bis der Kopf den Gegenstand berührt, ohne sich jedoch mit dem Kopf abzustützen. Dann strecken Sie die Arme und bewegen sich in die Ausgangsposition zurück. Halten Sie den gesamten Körper unter Spannung und achten Sie auf geraden Rücken, gerade Handgelenke und gleichmäßige Atmung.

Variante:
Einsteiger verzichten vorerst auf das Beugen der Arme und verbleiben stattdessen für einige Sekunden in der Ausgangsposition. Wenn es Ihnen gelingt, die Startposition mindestens 30 Sekunden zu halten, wird das Beugen der Arme trainiert. Nachdem Sie die beabsichtige Wiederholungszahl in einer Höhe von 30 cm erreichen, nutzen Sie einen Gegenstand mit einer Höhe von zirka 15 cm. Erreichen Sie auch in dieser Höhe die Wiederholungszahl, trainieren Sie die Übung mit dem vollständigen Bewegungsausmaß.

A

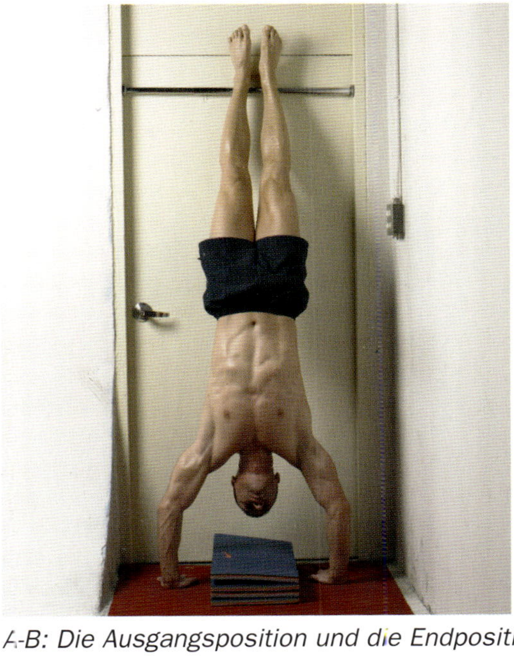

B

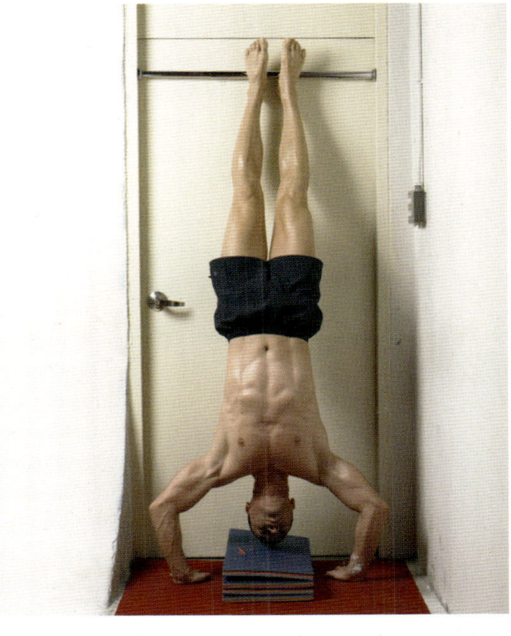

A-B: Die Ausgangsposition und die Endposition.

K 3: Indischer Liegestütz (Dands/Hindu Push-up)

Kräftigung:
- ★★ Brustmuskulatur
- ★ Schulter-, Bauch-, untere Rücken-, Bein-, Nacken- und hintere Oberarmmuskulatur

Ausgangsposition:
Sie stützen sich mit den Händen und Fußsohlen auf den Boden, das Gesäß ist hoch angehoben. Die Hände sind schulterbreit auseinander und die Finger zeigen nach oben. Die Füße sind schulterbreit oder etwas weiter auseinander und haben eine leichte Innendrehung. Die Beine sind gestreckt, der Rücken und die Arme bilden eine Linie und der Blick ist zu den Füßen gerichtet. Spannen Sie Gesäß- und Bauchmuskulatur an, um die Position zu stabilisieren.

Übungsdurchführung:
Bewegen Sie sich, als würden Sie unter einer Stange durchtauchen. Als erstes beugen Sie die Ellbogen, dann bringen Sie den Brustkorb nach unten, ohne jedoch den Boden zu berühren. Nun bewegen Sie die Hüfte nach unten. Danach beginnt die Aufwärtsbewegung, wobei Sie zuerst die Arme und den Kopf nach oben strecken. Dann heben Sie die Hüfte an und strecken die Fersen zum Boden, bis Sie sich wieder in der Ausgangsposition befinden, mit dem Gesäß als höchstem Punkt, gestreckten Beinen, geradem Rücken und Blick zu den Füßen. Die Übung wird in einer gleichmäßigen langsamen Bewegung durchgeführt. Achten Sie darauf, dass der gesamte Körper durchgehend in Spannung ist.

Variante:
Fortgeschrittene können die indischen Liegestütze einbeinig und/oder einarmig ausführen. Bei der Übung „Dive-Bomber" erfolgt der erste Teil der Übung bis zum Anheben des Kopfes entsprechend den „Dands". Dann wird aber die Bewegung rückwärts ausgeführt, wodurch ein zweimaliges Beugen der Arme erfolgt.

A

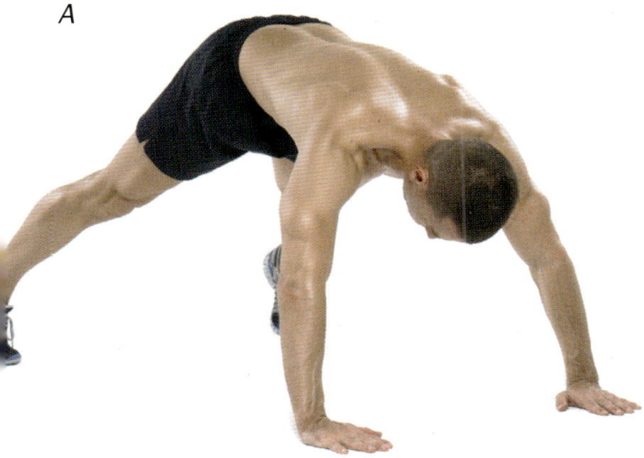

B

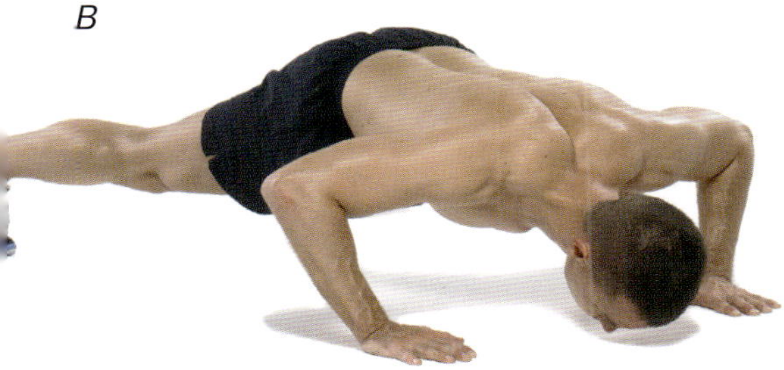

C

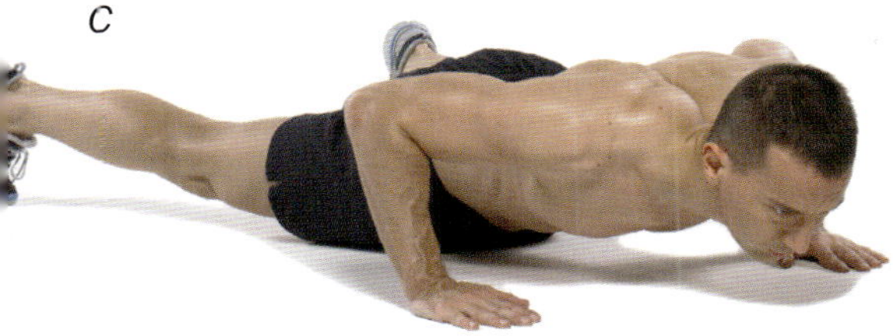

D

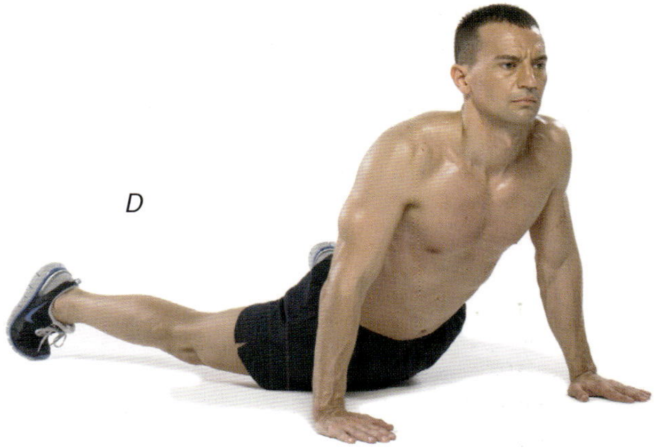

E

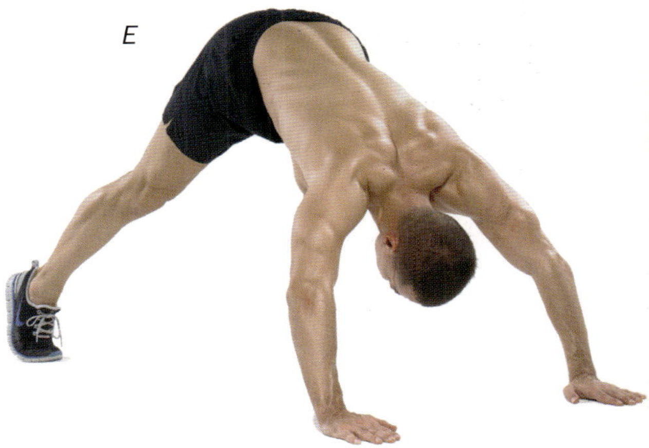

A-E: Der Bewegungsablauf der Grundübung. Fortgeschrittene bringen in der Ausgangsposition die Fersen weiter in Richtung Boden.

K 4: Beinheben im Stütz

Kräftigung:
★★ Schulter-, Bauch-, Nacken-, hintere Oberarm- und Brustmuskulatur
★ vordere Oberschenkelmuskulatur

Ausgangsposition:
Sie stützen sich mit den Händen auf zwei Stühlen ab. Die Hände befinden sich unterhalb der Schultern, die Finger zeigen in Richtung der Füße. Die Beine sind nach vorne gerichtet, die Arme sind gestreckt und der Rücken ist gerade. Spannen Sie die Bauchmuskulatur an und die Schultern nach unten hinten, um die Position zu fixieren, und heben Sie die gestreckten Beine geringfügig vom Boden ab.

Übungsdurchführung:
Heben Sie die Beine in einer langsamen Bewegung bis zur L-Position. Halten Sie kurz die Endposition. Dann senken Sie die Beine wieder, ohne aber die Füße auf dem Boden abzustellen, und wiederholen schließlich die Übung. Achten Sie auf eine kontrollierte Bewegungsausführung und darauf, dass die Schultern nicht nach oben gezogen werden.

Variante:
Die Übung lässt sich mit großem Bewegungsspielraum an einem Barren oder zwei gleich großen Tischen ausführen. Dann lässt sie sich auch vereinfachen, indem die Knie angezogen werden.
Sie können die Übung auch am Boden mit zwei Liegestützgriffen ausführen. Bei der Ausführung direkt am Boden befinden Sie sich bereits zu Übungsbeginn in der hochintensiven Endposition, da die Füße den Boden nicht berühren dürfen.

A

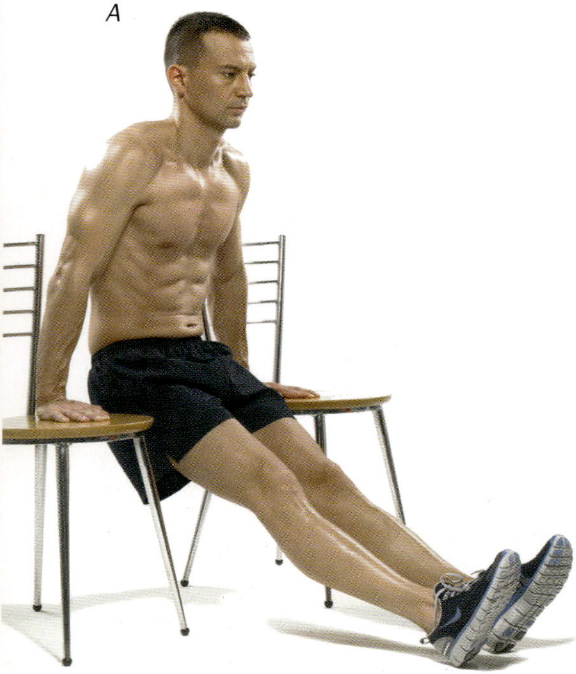

B

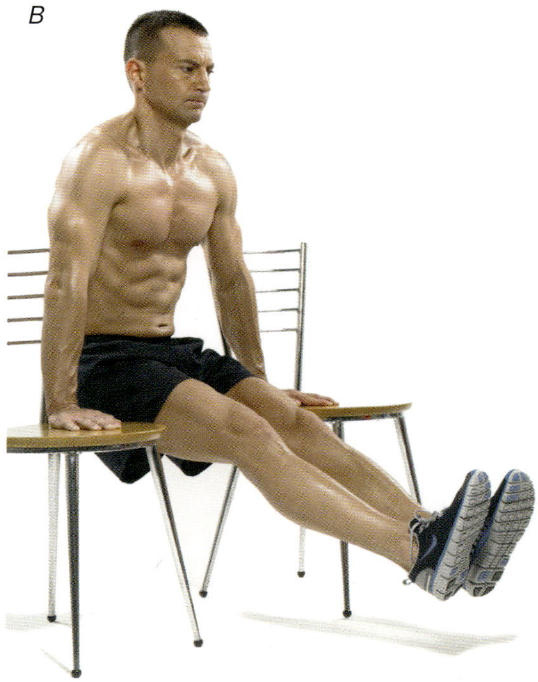

A-B: Die Ausgangsposition und die Endposition.

K 5: Pressen der Handflächen

Kräftigung:

★★ Brustmuskulatur

★ vordere und hintere Oberarm- und vordere Schultermuskulatur

Ausgangsposition:

Sie befinden sich im Schneidersitz oder auf einem Stuhl. Drücken Sie die unteren Teile der Handflächen etwas gegeneinander. Testen Sie, ob die Position der Hände bei geringem Druck stabil ist, und korrigieren Sie, wenn nötig, die Position durch leichtes Drehen der Hände. Der Oberkörper ist gerade und die Bauchmuskulatur ist angespannt.

Übungsdurchführung:

Drücken Sie die Hände mit maximaler Kraft gegeneinander. Die Spannung wird für etwa zehn Sekunden gehalten. Achten Sie auf eine gleichmäßige Atmung.

Führen Sie die Übung in mittlerer Position der Hände aus, in hoher Position und in tiefer Position. Durch die Ausführung mit mehreren Positionen erreichen Sie eine ausgeglichene Aktivierung der unterschiedlichen Anteile der Brustmuskulatur. Vor jeder Ausführung tauschen Sie die Position der linken und der rechten Hand. Die statische Ausführung in drei Höhen entspricht der Durchführung eines Satzes bei den dynamischen Übungen.

Variante:

Sie können den statischen Druck in verschiedenen Positionen auch gegen einen schweren Gegenstand aufbauen.

A

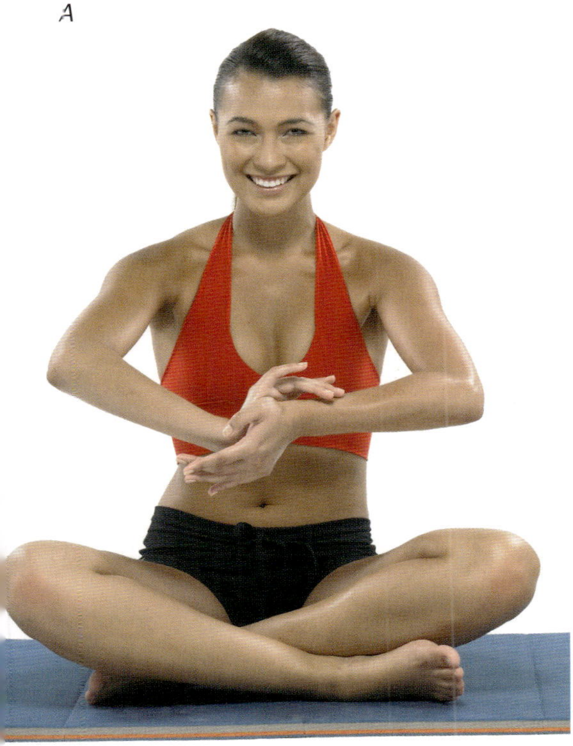

B

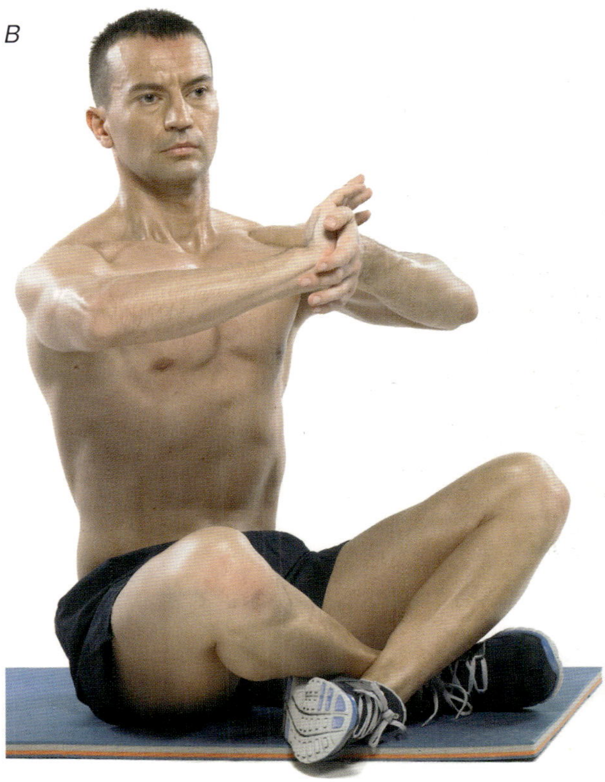

A-B: Das statische Drücken in mittlerer und hoher Position.

K 6: Dips

Kräftigung:
★★ hintere Oberarmmuskulatur
★ Brust- und Schultermuskulatur

Ausgangsposition:
Sie stützen sich mit den Händen auf zwei Hockern ab. Die Beine zeigen nach vorne, die Fersen sind aufgestellt. Die Arme sind fast gestreckt, die Hände befinden sich unterhalb der Schultern und die Finger zeigen in Richtung der Füße. Spannen Sie die Bauchmuskulatur an und halten Sie den Rücken gerade.

Übungsdurchführung:
Beugen Sie die Arme, wobei Sie die Ellbogen nah am Körper halten. Gleichzeitig senken Sie das Gesäß. Beugen Sie die Arme jedoch nur bis zur waagrechten Position der Oberarme, um eine Überlastung der Schultergelenke zu vermeiden. Halten Sie kurz die Endposition, bevor Sie sich in die Ausgangsposition zurückdrücken. Achten Sie darauf, dass Sie die Handgelenke nicht abknicken.

Variante:
Je weiter Sie die Hände auseinander platzieren, desto mehr wird die Brustmuskulatur statt der hinteren Oberarmmuskulatur aktiviert.
Sie können die Übung intensivieren, indem Sie die Fersen auf eine Ablage aufstellen.
Die Übung lässt sich auch auf zwei Hantelbänken ausführen.

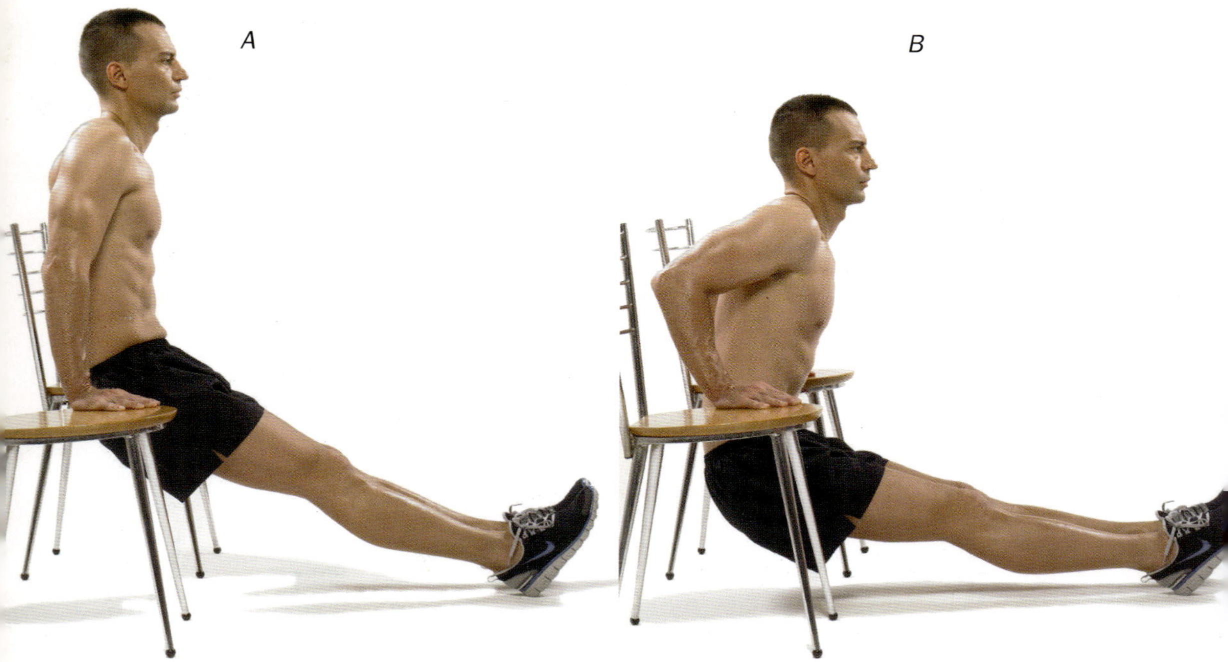

A-B: Die Ausgangsposition und die Endposition.

Als Variante können Sie die Übung am Boden ausführen. Nehmen Sie dazu die rückwärtige Bankstellung mit aufgestellten Fußsohlen ein. Das Gesäß wird soweit gesenkt, dass es noch nicht auf dem Boden aufsitzt.
Sie können die rückwärtige Bein- und die Gesäßmuskulatur mittrainieren, indem Sie das Armbeugen und Armstrecken in rückwärtiger Liegestützposition machen, wobei die Fersen auf einen Gegenstand aufgestellt sind. Die Hände zeigen in Richtung der Füße. Bei dieser Ausführung trainieren Sie auch die untere Rücken- und die Bauchmuskulatur mit, wenn Sie die gestreckten Beine auf einen Gymnastikball auflegen. Spannen Sie dazu die Fersen in den Ball, um die Position zu stabilisieren.
Wenn Sie Zugang zu einem Barren haben oder zwei Tische gleicher Größe besitzen, können Sie die Übung freihängend ausführen. Bei dieser Variante werden die Unterschenkel nach hinten gezogen.

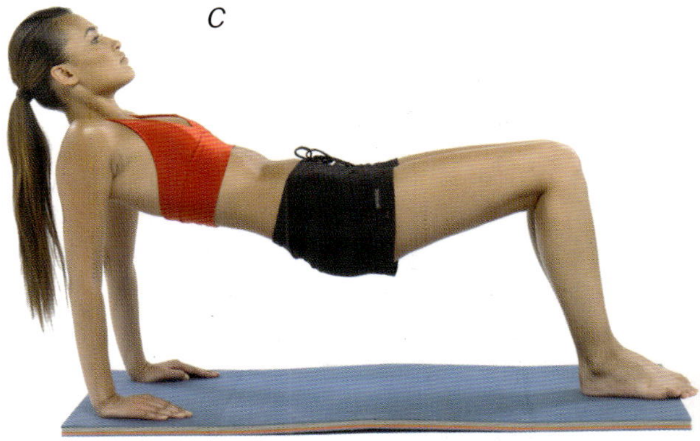

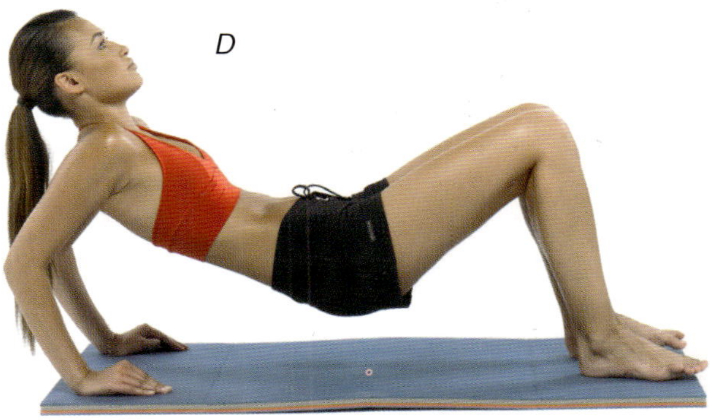

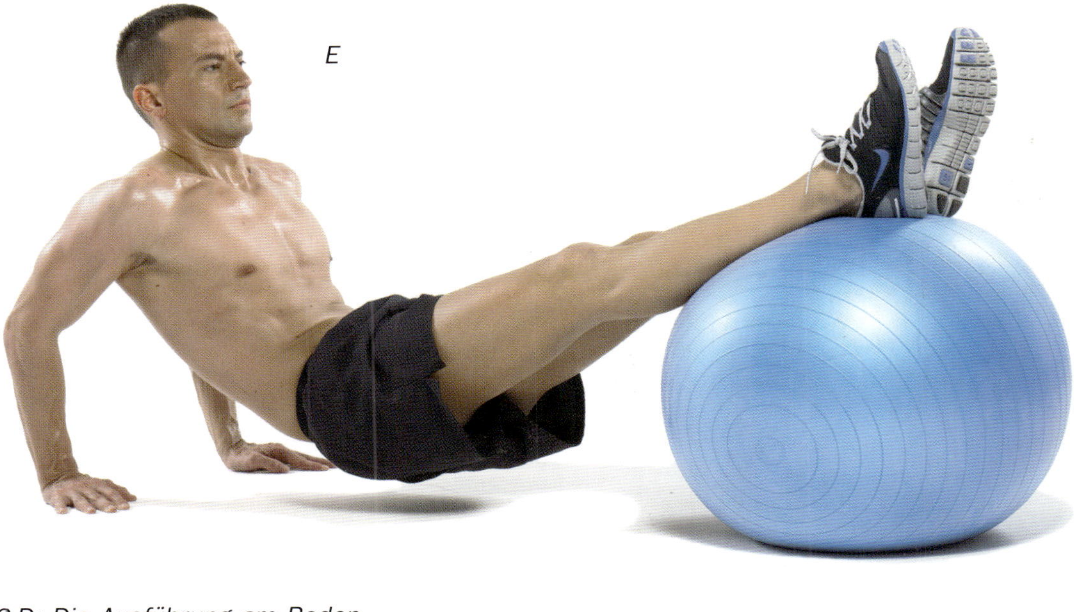

C-D: Die Ausführung am Boden.
E: Die Ausführung mit Gymnastikball.

4. Übungen für Rücken, hintere Schultern und vordere Oberarme

K 7: Klimmzug

Kräftigung:
★★ obere Rückenmuskulatur
★ Schulter- und vordere Oberarmmuskulatur

Ausgangsposition:
Sie hängen frei an einer Klimmzugstange. Die Arme sind schulterbreit oder etwas weiter auseinander, wobei die Handflächen nach vorne weisen. Die Körperhaltung ist gerade und die Bauchmuskulatur ist angespannt.

Übungsdurchführung:
Ziehen Sie sich in einer gleichmäßigen Bewegung nach oben, bis das Kinn über der Stange ist. Bei der Bewegung bringen Sie die Ellbogen zu den Rippen. Halten Sie kurz die Endposition, bevor Sie sich langsam in die Ausgangsposition zurückbewegen. Senken Sie jedoch den Körper nur soweit, dass die Arme noch leicht gebeugt sind, damit die Muskulatur unter Spannung bleibt. Vermeiden Sie Ausweichbewegungen wie das Anheben der Schultern.

Variante:
Einsteiger können sich etwas mit den Füßen auf dem Boden oder einem Stuhl abstützen, damit sie nicht das gesamte Körpergewicht anheben müssen.

A

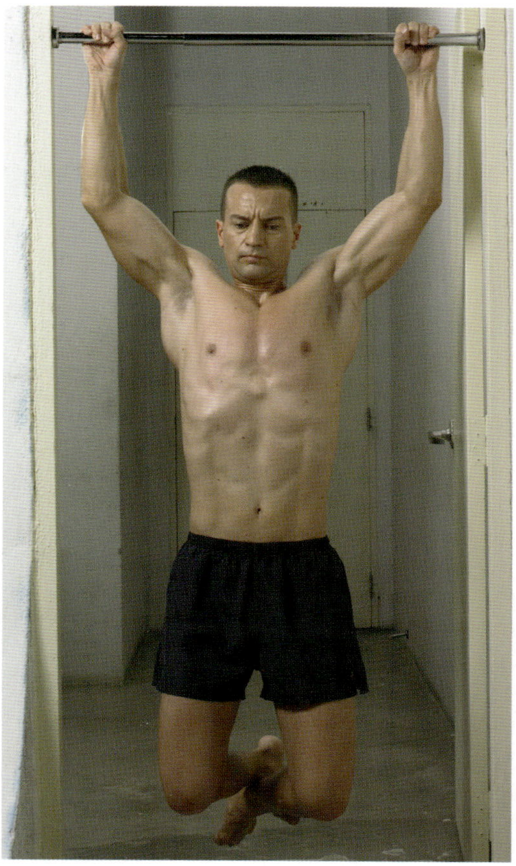

B

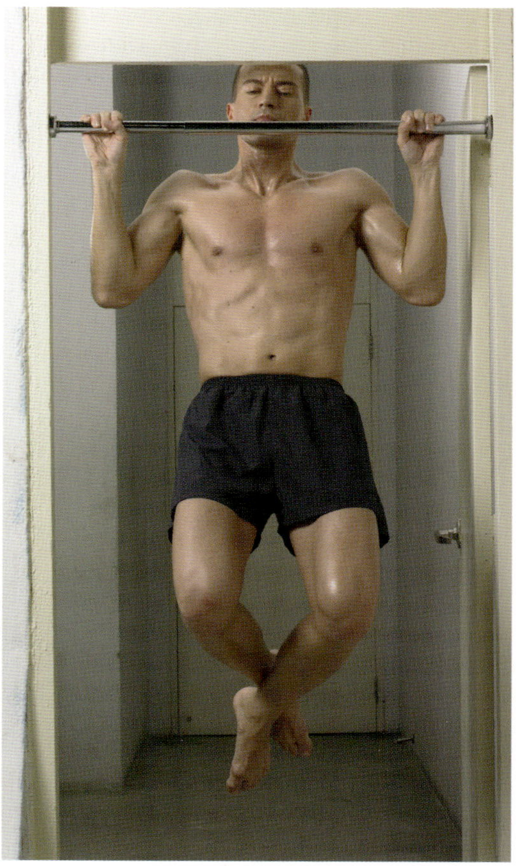

A-B: Die Ausgangsposition und die Endposition.

Sie können die Stange auch eng greifen, mit nach vorne gerichteten Handrücken. So wird die vordere Oberarm- und die vordere Schultermuskulatur intensiv trainiert.

Als Variante können Fortgeschrittene Klimmzüge mit den Fingerkuppen ausführen.

Sie können Klimmzüge auch an einer Treppe, einer offenen Tür und einem Türrahmen ausführen. Achten Sie bei den Varianten an Tür oder Türrahmen darauf, dass die Verankerung sehr stabil ist, damit sie nicht bricht.

Sie können die Bauchmuskulatur intensiv mittrainieren, indem Sie gleichzeitig zum Klimmzug die Knie oder die gestreckten Beine zur Brust ziehen.

Als Alternative können Sie sich seitlich an eine Klimmzugstange hängen und sich abwechselnd zur linken und rechten Seite hochziehen.

Eine der anspruchsvollsten Bodyweight-Übungen stellt der einarmige Klimmzug dar. Zur Entwicklung der dazu notwendigen Kraft machen Sie Klimmzüge an unterschiedlichen Gegenständen mit versetzten Handpositionen. Auch Klimmzüge, bei denen Sie mit beiden Händen die Enden eines Handtuchs oder eines Gürtel festhalten, gehören zur Vorbereitung. Intensiviert wird dies, indem eine Hand sich an der Klimmzugstange festhält und die Hauptlast trägt. Die andere Hand greift den Gürtel oder das Handtuch und wirkt unterstützend. Danach lernen Sie, sich einarmig in verschiedenen Positionen der Klimmzugbewegung festzuhalten und dabei den Körper gerade zu halten. Nur ganz wenigen Athleten wird es jedoch gelingen, den einarmigen Klimmzug auszuführen, was letztlich auch vom eigenen Körpergewicht abhängig ist. Außerdem darf die Übung nur ausgeführt werden, wenn es gelingt, den Körper gerade zu halten, da wiederholt ausgeführte Fehlstellungen zu Verletzungen führen.

C

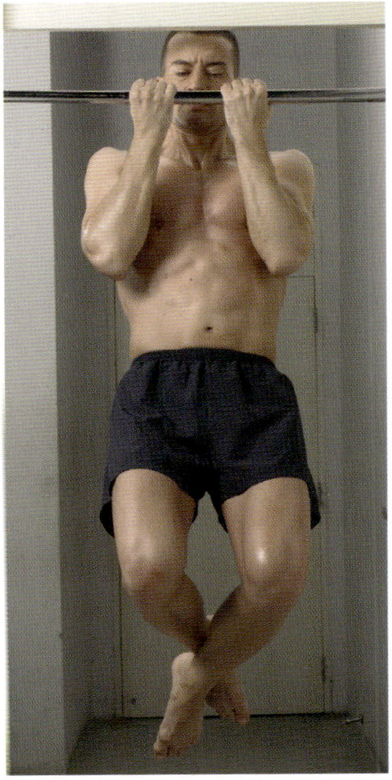

D

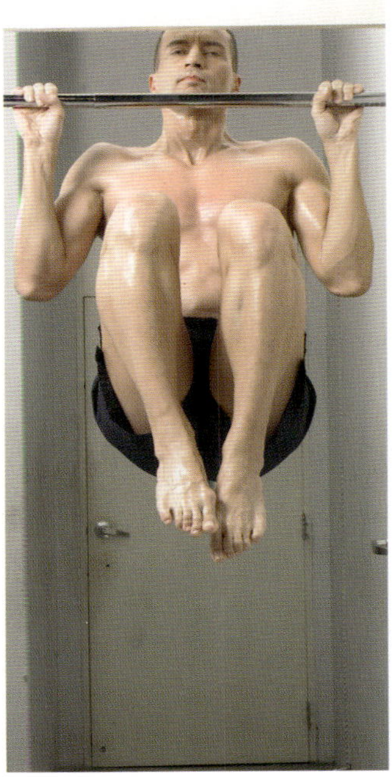

E

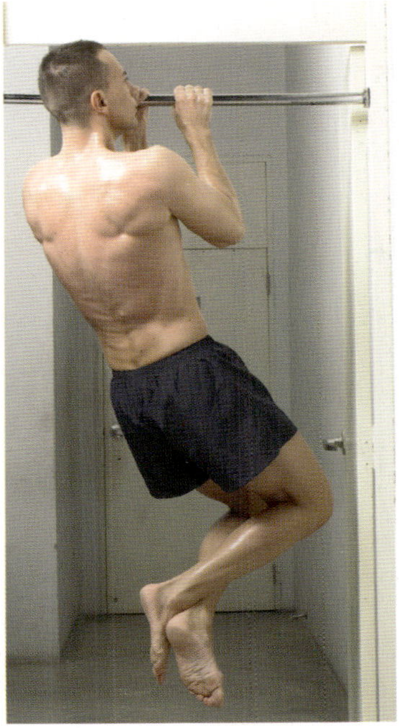

C: Die Variante mit enger Griffhaltung.
D: Der Klimmzug mit dem Anziehen der Knie.
E: Der seitliche Klimmzug.

K 8: Arme und Beine anheben (Superman)

Kräftigung:

★★ untere Rückenmuskulatur

★ Nacken-, hintere Schulter- und hintere Oberschenkelmuskulatur

Ausgangsposition:
Sie liegen auf dem Bauch, die Arme sind nach oben gestreckt und die Stirn ist aufgelegt. Spannen Sie die Bauch- und die Gesäßmuskulatur an. Zur Vermeidung eines Hohlkreuzes können Sie ein gefaltetes Handtuch unter den Bauch legen.

Übungsdurchführung:
Heben Sie gleichzeitig Kopf, Arme und Beine ab. Die Arme bewegen Sie höher als den Kopf, die Stirn bleibt parallel zum Boden. Die Endposition wird abhängig vom Leistungsniveau 20-60 Sekunden gehalten. Achten Sie auf gleichmäßige Atmung und angespannte Bauchmuskulatur und darauf, dass der Rücken nicht in ein Hohlkreuz fällt. Das Halten dieser Position entspricht der Durchführung eines Satzes bei den dynamischen Übungen.

Variante:
Einsteiger können die Übung vereinfachen, indem sie Kopf, linken Arm und rechtes Bein abheben. Anschließend führen sie die Übung mit rechtem Arm und linkem Bein aus.

A

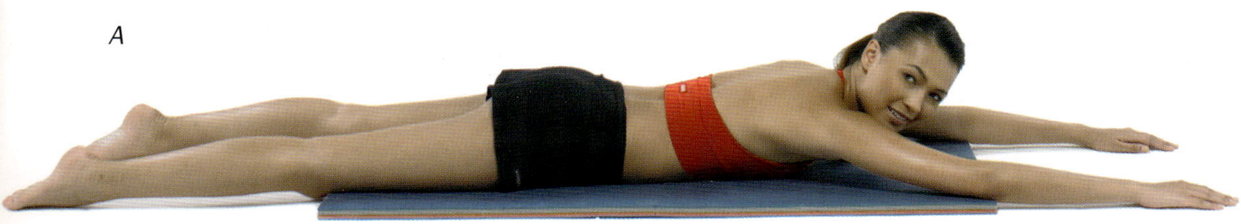

B

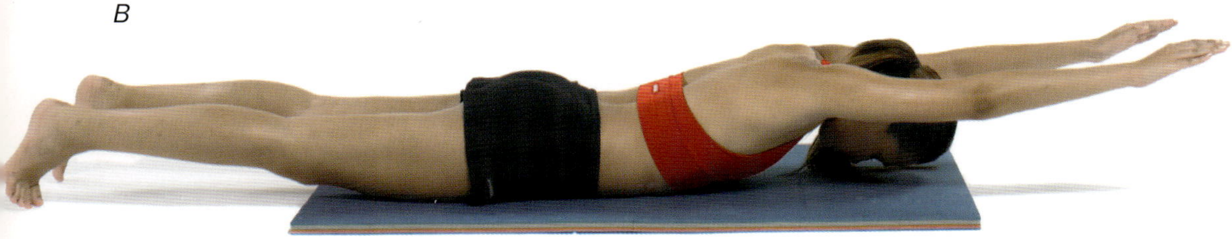

A-B: Die Ausgangsposition und die Endposition.

Als Variante können Sie mit den gleichzeitig angehobenen Armen und Beinen leichte Schwünge machen.
Sie können bei der Übung die obere Rückenmuskulatur intensiv mittrainieren, indem Sie abwechselnd mit den Armen nach oben greifen, und ein schweres imaginäres Gewicht nach unten anziehen. Die Beanspruchung der Schultermuskulatur intensiveren Sie, indem Sie ein schweres imaginäres Gewicht nach oben wegdrücken.
Sie können die Übung auch in U-förmiger Haltung ausführen. Heben und senken Sie die Arme, ohne sie auf dem Boden abzulegen und ihre Haltung zu verändern.

Eine weitere Alternative ist das Spreizen und Anziehen der Arme und Beine, wobei beim Spreizen imaginäre Gewichte weggedrückt und beim Anziehen herangezogen werden.
Eine sehr intensive Variante stellt die Ausführung mit Medizinbällen in den Händen und zwischen den Füßen dar. Die Arme und Beine sind dabei weiterhin gestreckt.
Eine effektive Variante ist die Ausführung auf einem Gymnastikball, da so ein größerer Bewegungsspielraum möglich ist. Einsteiger führen die Übung diagonal aus; weit Fortgeschrittene können Arme und Beine gleichzeitig anheben.

C

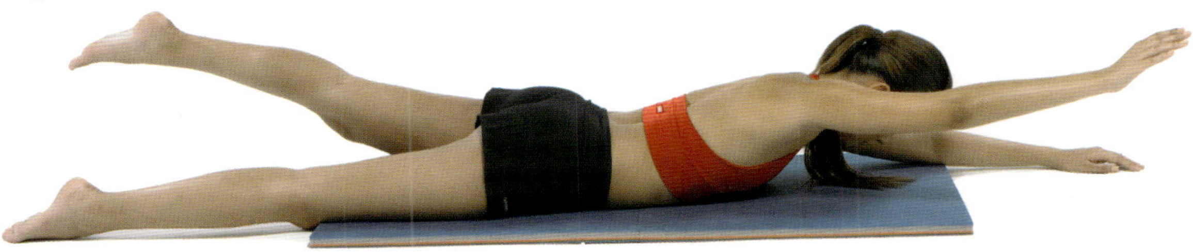

D

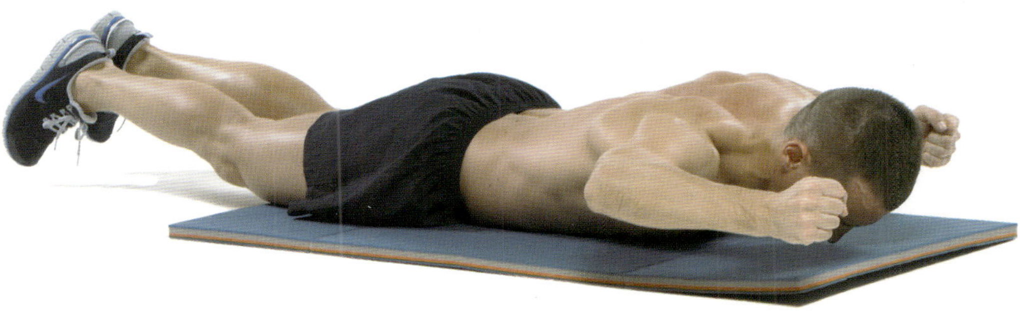

E

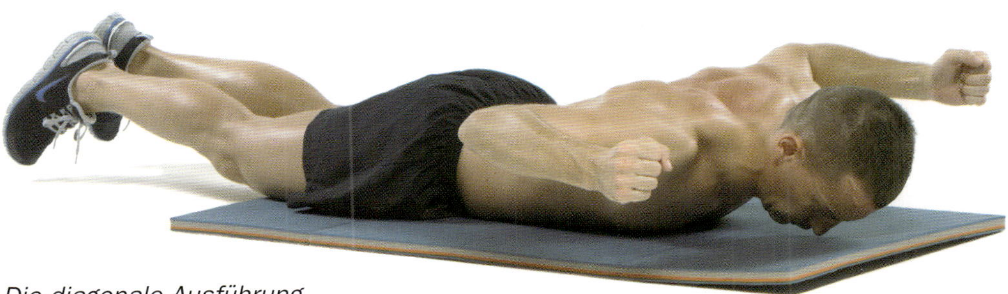

C: Die diagonale Ausführung.
D: Das Ziehen eines schweren Gegenstandes.
E: Die U-förmige Ausführung.

K 9: Bein rückheben

Kräftigung:
- ★★ untere Rückenmuskulatur
- ★ Gesäß- und hintere Oberschenkelmuskulatur

Ausgangsposition:
Sie liegen auf dem Bauch, die Stirn ist auf den Armen abgelegt und die Beine sind gestreckt. Spannen Sie die Bauch- und die Gesäßmuskulatur an.

Übungsdurchführung:
Heben Sie ein Bein gestreckt vom Boden ab. Halten Sie kurz die Endposition, bevor Sie das Bein wieder zum Boden bewegen, ohne es abzulegen. Achten Sie auf eine gleichmäßige Bewegung und darauf, dass die Bauchmuskulatur durchgehend in Spannung ist, um ein Hohlkreuz zu vermeiden.

Variante:
Sie können die Übung intensivieren, indem Sie beide Beine gleichzeitig anheben.
Fortgeschrittene können dabei auch einen Medizinball zwischen den Füßen halten.
Auch können Sie kleine Schwünge mit den angehobenen Beinen ausführen oder die gestreckten Beine abwechselnd abspreizen und anziehen (Beinschere). Bewegen Sie die Beine bei der Beinschere so, als würden Sie schwere Gewichte nach außen wegdrücken und danach anziehen.
Als Variante können Sie die Übung in der Bankstellung oder im Unterarmstütz ausführen. Heben und senken Sie das gestreckte Bein, ohne es auf dem Boden abzulegen. Zur Intensivierung können Sie kleine Schwünge in der Endposition machen.
Eine effektive Alternative ist die Übung auf einem Gymnastikball. Stützen Sie sich mit den Händen oder den Unterarmen ab, um die Position zu fixieren. Sie können die Beine abwechselnd oder gleichzeitig anheben. Auch können Sie Beinscheren machen oder einen Medizinball zwischen den Fersen halten.

A

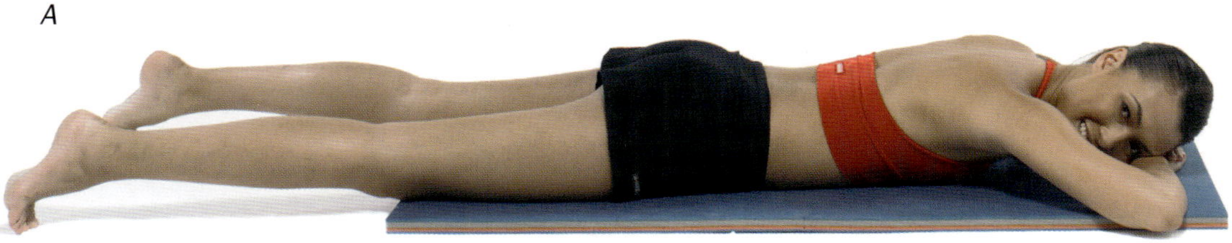

B

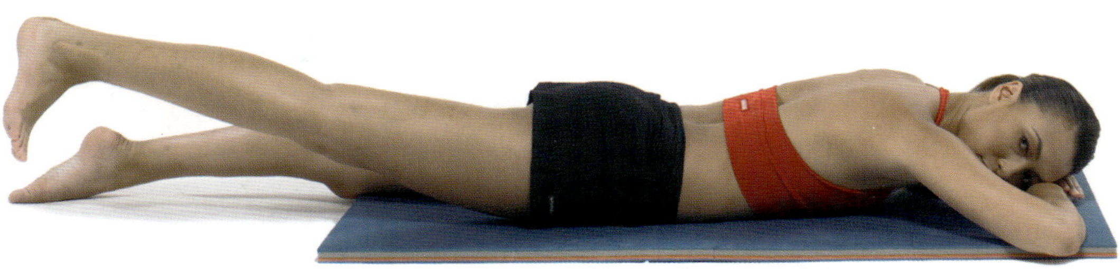

A-B: Die Ausgangsposition und die Endposition.

C

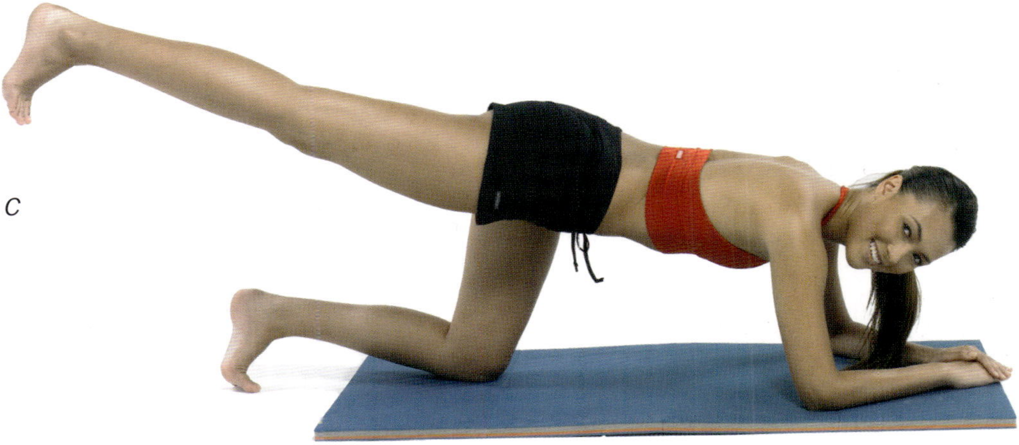

D

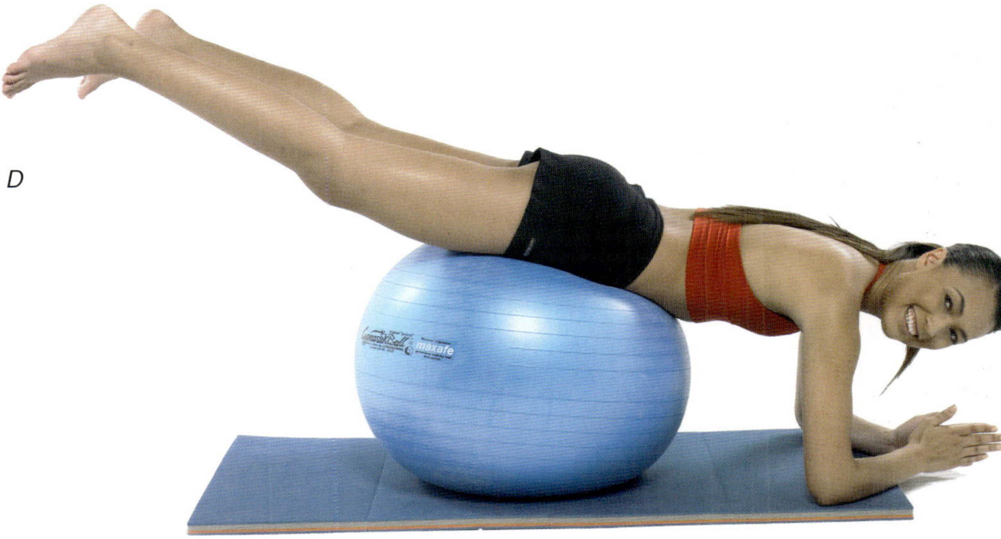

E

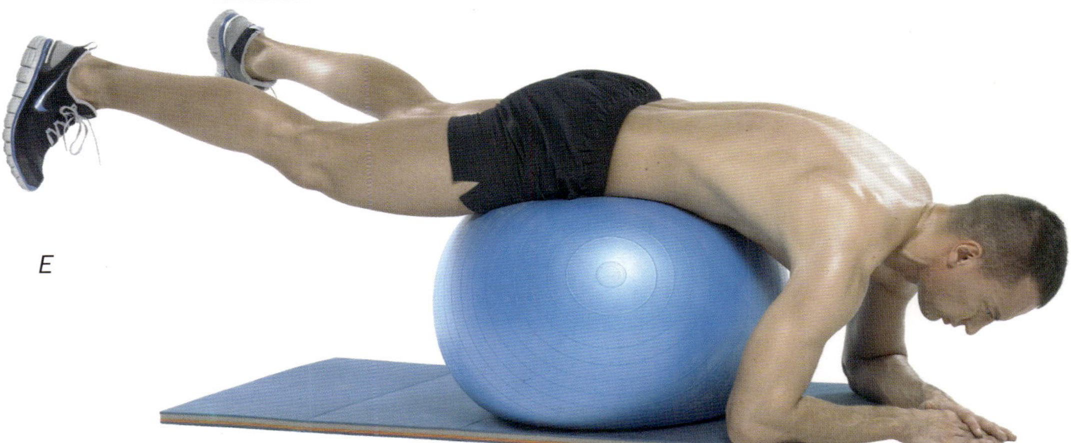

C: Die Übung im Unterarmstütz.
D: Die beidbeinige Ausführung auf dem Gymnastikball.
E: Die Beinschere auf dem Gymnastikball.

K 10: Oberkörper aufrichten

Kräftigung:
- ★★ untere Rückenmuskulatur
- ★ oberer Rücken-, Nacken- und hintere Schultermuskulatur

Ausgangsposition:
Sie knien auf dem Boden, der Oberkörper ist aufrecht und die Hände sind hinter dem Kopf oder an den Schläfen. Spannen Sie die Bauchmuskulatur an, um die Position zu stabilisieren. Rollen Sie den Oberkörper nach vorne ein und bewegen die Ellbogen nach vorne, ohne dabei die Position der Hände zu verändern.

Übungsdurchführung:
Richten Sie den Oberkörper in einer langsamen gleichmäßigen Bewegung auf. Dabei bewegen Sie die Ellbogen nach hinten und ziehen die Schulterblätter zusammen. Halten Sie kurz die Endposition, bevor Sie den Oberkörper wieder in die Ausgangsposition nach vorne bewegen. Achten Sie auf angespannte Bauchmuskulatur, um ein Hohlkreuz zu vermeiden.

Variante:
Fortgeschrittene können die Übung intensivieren, indem sie einen Medizinball mit nach vorne gestreckten Händen halten.

A

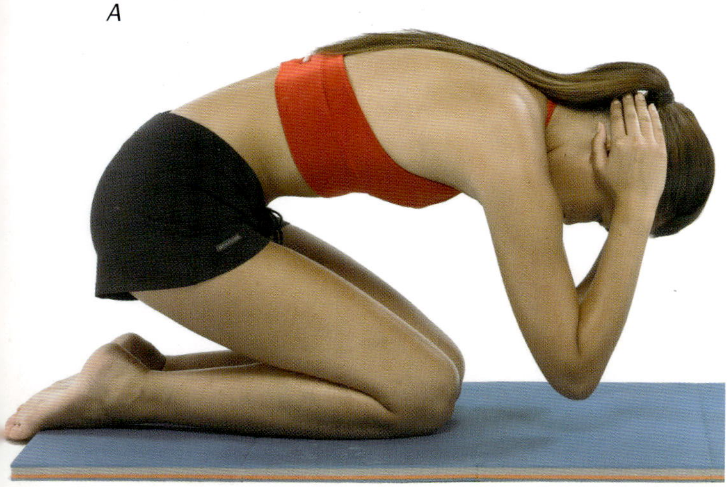

B

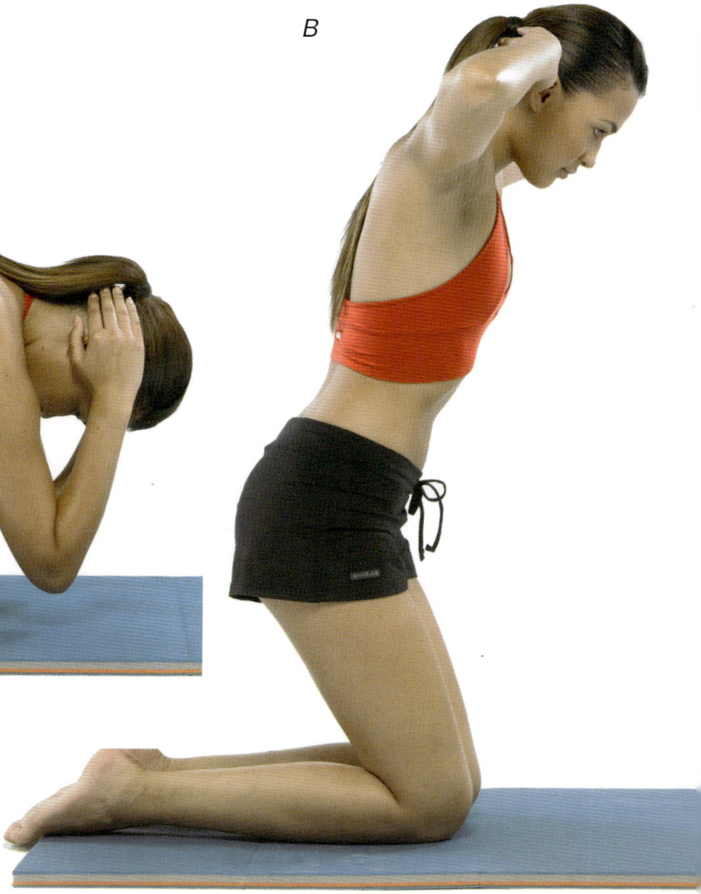

A-B: Die Ausgangsposition und die Endposition.

Als Alternative kann die Übung auf einem Stuhl sitzend ausgeführt werden.
Die Übung ist auch im Stand möglich, wodurch die Gesäß- und die hintere Oberschenkelmuskulatur mittrainiert werden. Aus dem aufrechten Stand mit leicht gebeugten Beinen verlagern Sie den Oberkörper nach vorne und schieben gleichzeitig das Gesäß zurück. Halten Sie kurz die Position, bevor Sie den Oberkörper wieder aufrichten, und schließlich die Übung wiederholen. Achten Sie besonders auf angespannte Bauchmuskulatur. Intensivieren können Sie diese Variante mit einem Medizinball.

Die Übung ist auch in Bauchlage auf einem Gymnastikball oder einem Tisch möglich. Bei dieser Variante können Sie zusätzlich die Fersen unter einen tiefen Gegenstand einklemmen. Das ermöglicht eine bessere Fixierung der Position, wodurch Sie den Ball weiter zu den Beinen bewegen und somit die Übung mit einem großen Bewegungsspielraum ausführen können. Auch diese Variante können Sie mit einem Medizinball intensivieren.

C

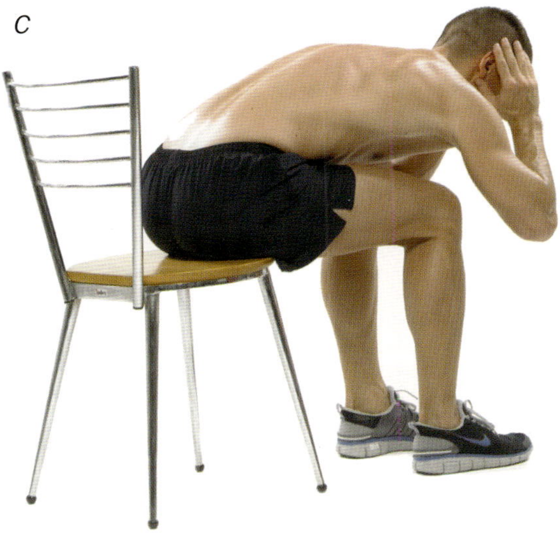

D

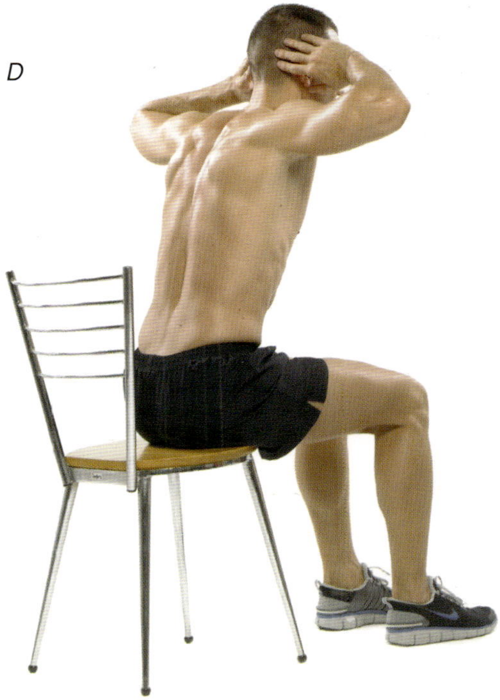

E

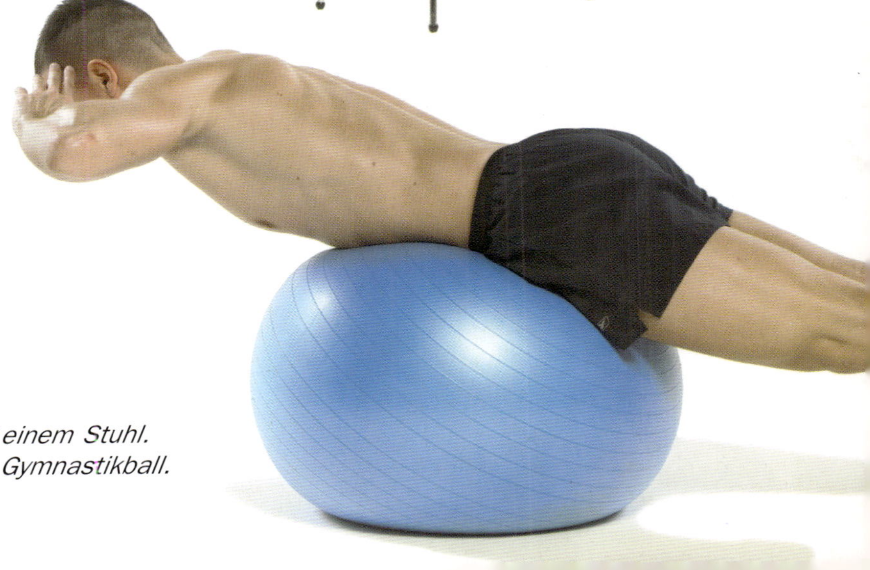

C-D: Die Ausführung auf einem Stuhl.
E: Die Übung auf einem Gymnastikball.

K 11: Ruderzug

Kräftigung:

★★ obere Rückenmuskulatur

★ vordere Oberarm-, Bauch-, untere Rücken- und Schultermuskulatur

Ausgangsposition:

Befestigen Sie das Stretchband in mittlerer Höhe und setzen Sie sich auf einen Stuhl. Die Arme halten Sie gestreckt vor dem Körper und in den Händen halten Sie die Enden des Bandes. Das Band befindet sich in mittlerer Spannung. Aktivieren Sie die Bauchmuskulatur, um die Position zu stabilisieren, und ziehen Sie die Schultern nach hinten unten.

Übungsdurchführung:

Ziehen Sie die Ellbogen so weit wie möglich nach hinten und spannen Sie am Bewegungsende die Schulterblätter zusammen. Dann bewegen Sie die Arme wieder in die Ausgangsposition, jedoch nicht darüber hinaus, damit das Band in Spannung bleibt. Achten Sie auf geraden Oberkörper und gerade Handgelenke.

Variante:

Als Alternative können Sie die Übung statisch mit einem Handtuch machen. Legen Sie ein Handtuch in hoher Position um einen schweren Gegenstand. Greifen Sie das Handtuch mit beiden Händen, so dass sich die Arme etwa in einem Winkel von 90 Grad nahe an den Rippen befinden. Nun spannen Sie etwa 15 Sekunden die Ellbogen mit maximaler Kraft nach unten, wobei Sie gleichmäßig weiter atmen. Danach legen Sie das Handtuch um einen Gegenstand in mittlerer Höhe. Spannen Sie die Ellbogen nach hinten und halten Sie auch diese Spannung für etwa 15 Sekunden. Die statische Ausführung mit zwei Positionen entspricht der Ausführung eines Satzes bei den dynamischen Übungen.

A

B

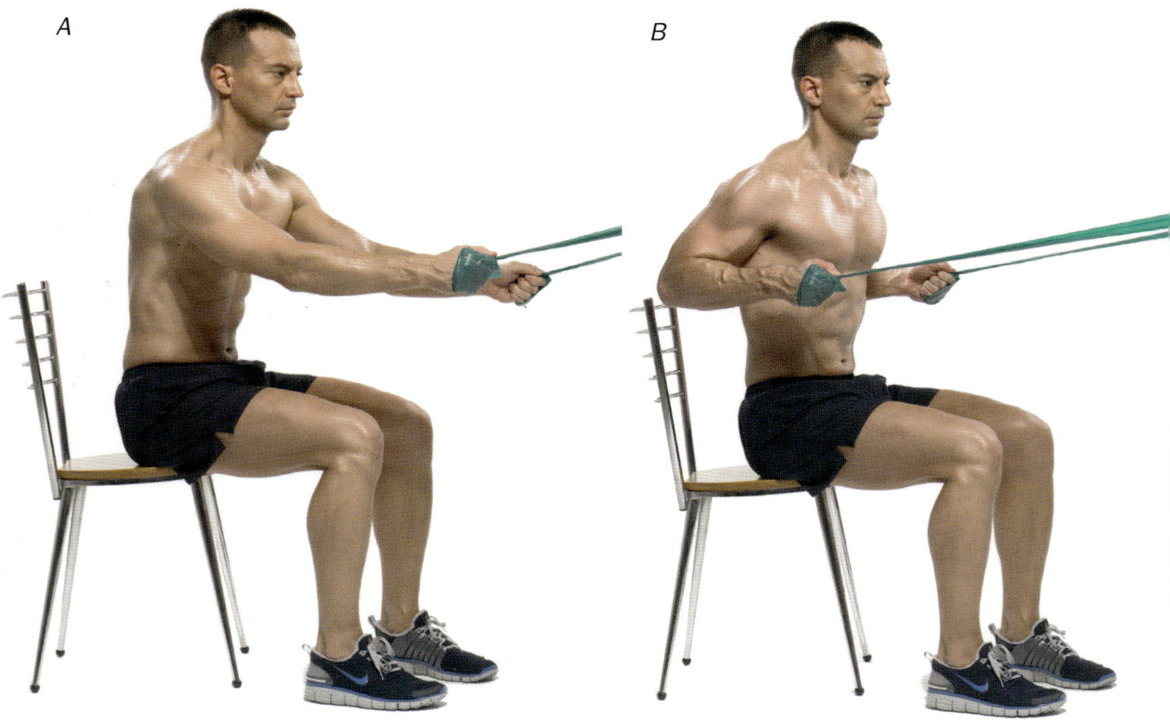

A-B: Die Ausgangsposition und die Endposition.

K 12: Armspannung gegen Oberschenkel

Kräftigung:
★★ vordere Oberarmmuskulatur

Ausgangsposition:
Sie sitzen auf einem Stuhl, die Beine sind nach außen gespreizt. Der Ellbogen ist an der Innenseite des Oberschenkels fixiert und die Hand spannt leicht von unten gegen die rückwärtige Oberschenkelmuskulatur der anderen Körperseite. Spannen Sie die Hand nach hinten unten und die Bauchmuskulatur an.

Übungsdurchführung:
Spannen Sie die Hand mit maximaler Kraft gegen die Oberschenkelrückseite. Die Spannung wird für etwa 15 Sekunden gehalten. Konzentrieren Sie sich dabei auf die vordere Oberarmmuskulatur und nehmen Sie bewusst wahr, wie diese zittert. Achten Sie auf eine gleichmäßige Atmung und halten Sie das Handgelenk gerade. Dann wiederholen Sie die Übung mit einem etwas unterschiedlichen Winkel im Ellbogengelenk, um andere Anteile der Muskulatur zu aktivieren. Die statische Ausführung mit zwei Winkeln entspricht der Durchführung eines Satzes bei den dynamischen Übungen.

A

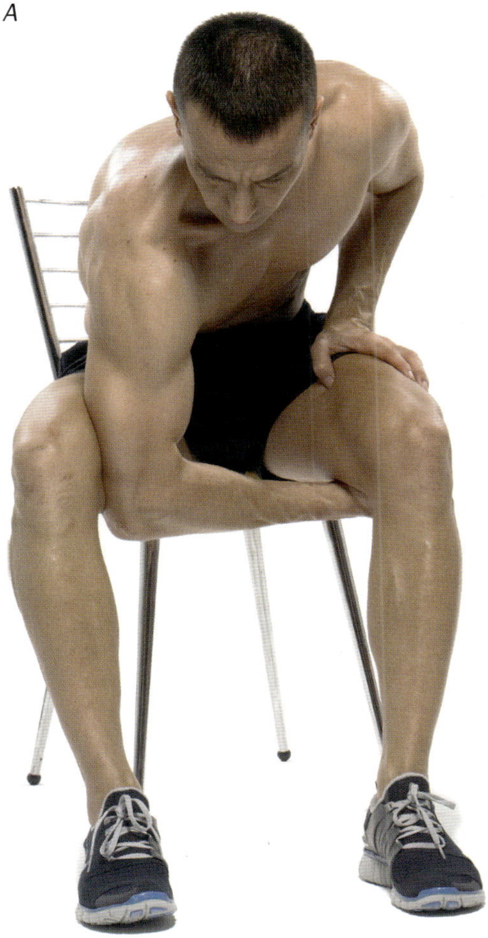

B

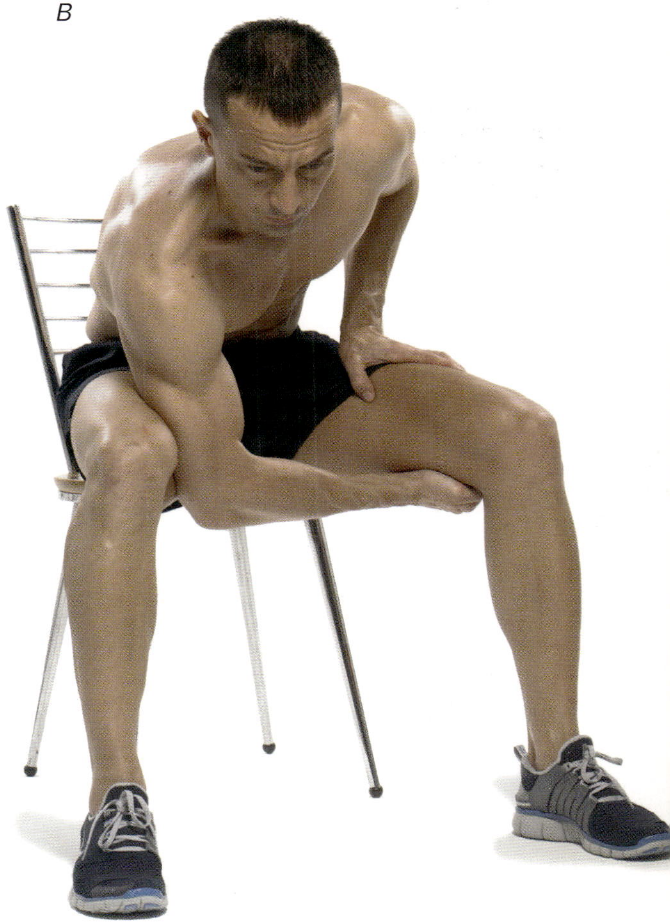

A-B: Die Übung mit unterschiedlichen Winkeln.

5. Übungen für den Bauch

K 13: Crunch

Kräftigung:

★★ vordere Bauchmuskulatur, insbesondere oberer Anteil

★ seitliche Bauchmuskulatur

Ausgangsposition:

Sie liegen auf dem Rücken, die Arme sind nach unten gestreckt. Ziehen Sie die Beine an und stellen Sie die Fersen auf. Drücken Sie die Fersen etwas auf den Boden, um ein Hohlkreuz während der Übung zu vermeiden.

Übungsdurchführung:

Heben Sie langsam den Oberkörper an und ziehen Sie gleichzeitig das Kinn leicht zur Brust. Die gesamte Bewegung erfolgt aus der Bauchmuskulatur, ohne Schwung zu holen. Die Endposition halten Sie für etwa drei Sekunden, wobei Sie die Bauchmuskulatur mit maximaler Kraft anspannen und gleichmäßig atmen. Dann senken Sie den Oberkörper langsam nach unten, ohne ihn abzulegen, damit die Muskulatur in Spannung bleibt. Anschließend wird die Übung wiederholt.

Variante:

Sie können die Hände auch an den Schläfen halten.

Sie intensivieren die Übung, indem Sie die Hände nach oben gestreckt neben dem Kopf halten.

Zur Intensivierung können Sie einen Medizinball auf dem Brustkorb halten.

A

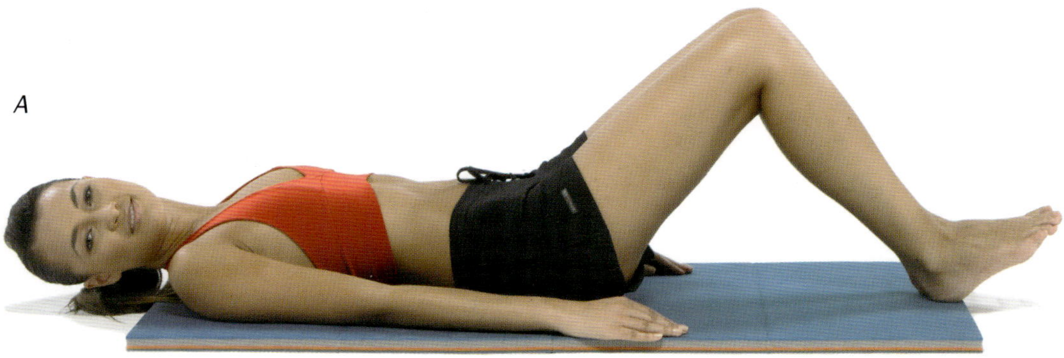

B

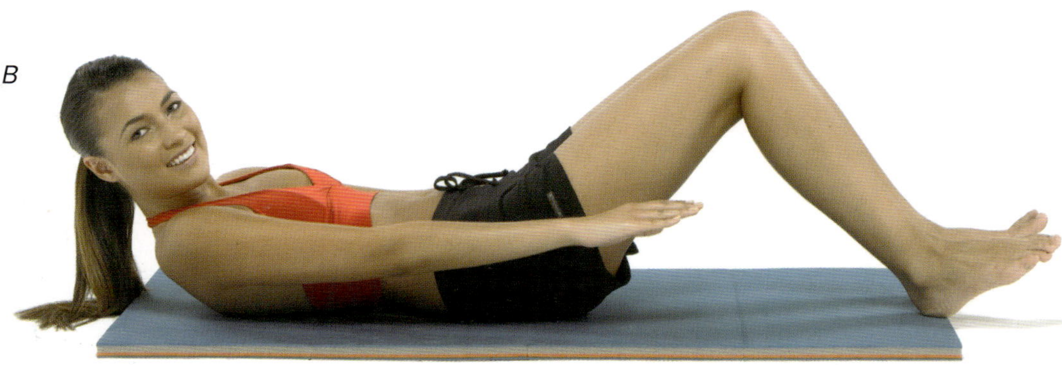

A-B: Die Ausgangsposition und die Endposition.

Eine intensive Variante stellt die Übungsausführung auf einem Gymnastikball dar. Dazu halten Sie die Hände an den Schläfen. Sie erreichen eine größere Muskelbeanspruchung, indem Sie einen Medizinball einsetzen.
Mit der seitlichen Ausführung erzielen Sie einen größeren Trainingseffekt für die seitliche Bauchmuskulatur. Aus der Ausgangsstellung werden die Beine etwas zu einer Seite gesenkt und die Hände zur anderen Seite gestreckt. Schieben Sie die Hände seitlich nach vorne und richten Sie den Oberkörper zu dieser Seite auf. Halten Sie kurz die Endposition. Nach dem Erreichen der geplanten Wiederholungszahl führen Sie die Übung zur anderen Seite aus. Durch das Ziehen eines Stretchbandes können Sie die Muskelbeanspruchung vergrößern.
Eine weitere Variante stellt der kombinierte Crunch dar. Dazu heben Sie die Beine etwas, wobei die Kniegelenkswinkel etwa 90 Grad betragen. Nun richten Sie den Oberkörper auf und ziehen gleichzeitig die Knie an. Die Endposition halten Sie kurz mit maximaler Bauchmuskelspannung und gleichmäßiger Atmung. Sie intensivieren die Übung, indem Sie einen Medizinball in den Händen und einen zwischen den Knien halten.
Sie können auch den Crunch mit Widerstand ausführen. In der Ausgangsposition betragen die Kniegelenkswinkel etwa 90 Grad, der Oberkörper ist aufgerichtet und die Handflächen sind von vorne an die Knie gelegt. Drücken Sie mit maximaler Kraft gegen die Knie, ohne die Beinposition zu verändern. Achten Sie dabei auf gleichmäßige Atmung. Diese Variante wird koordinativ etwas einfacher, wenn Sie die Unterschenkel auf einem Gegenstand ablegen.

D

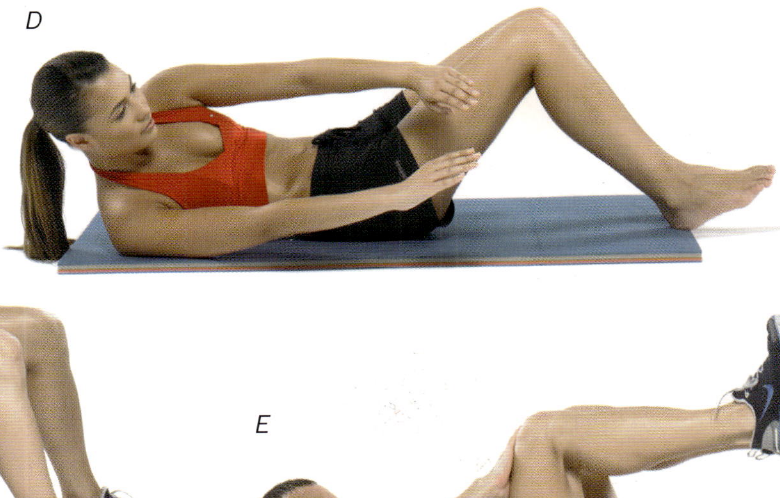

C

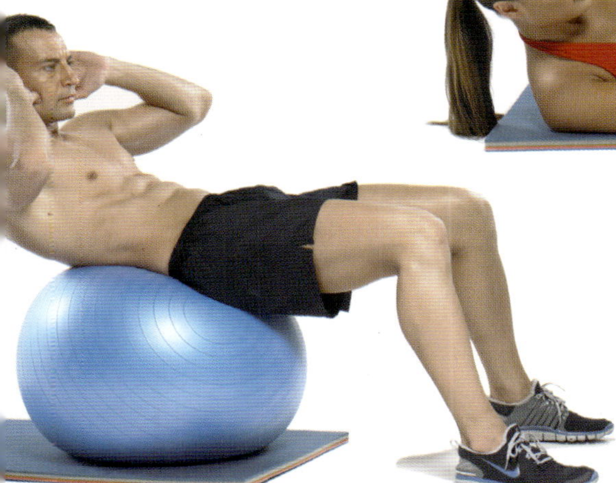

E

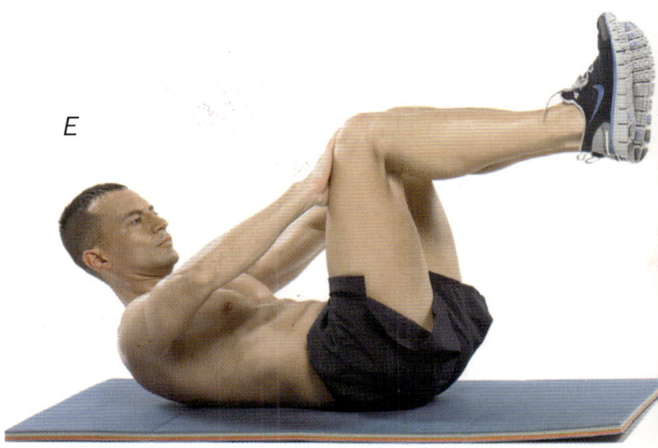

C: Die Übung auf dem Gymnastikball.
D: Der seitliche Crunch.
E: Der Crunch mit Widerstand.

K 14: Reverse Crunch

Kräftigung:
★★ vordere Bauchmuskulatur
★ seitliche Bauchmuskulatur

Ausgangsposition:
Sie sitzen auf dem Boden, die Beine sind angezogen und die Fersen sind aufgestellt. Spannen Sie die Bauchmuskulatur an und drücken Sie mit den Fersen leicht auf den Boden, um ein Hohlkreuz während der Übung zu vermeiden. Das Kinn wird etwas zur Brust gezogen.

Übungsdurchführung:
Bewegen Sie den Oberkörper langsam nach unten, wobei die Arme neben dem Körper etwas über dem Boden sind. Während der Übung halten Sie einige Positionen für etwa 10 Sekunden und senken danach den Oberkörper weiter. Die Bewegung bis zum Ablegen des Oberkörpers sollte 30-60 Sekunden dauern. Achten Sie dabei auf eine gleichmäßige Atmung.

Variante:
Um die Übung zu intensivieren, wird der Oberkörper nicht abgelegt, sondern schrittweise wieder nach oben geführt. Die Übungsdauer kann so auf 1-2 Minuten verlängert werden.
Fortgeschrittene können einen Medizinball auf dem Brustkorb halten.

A

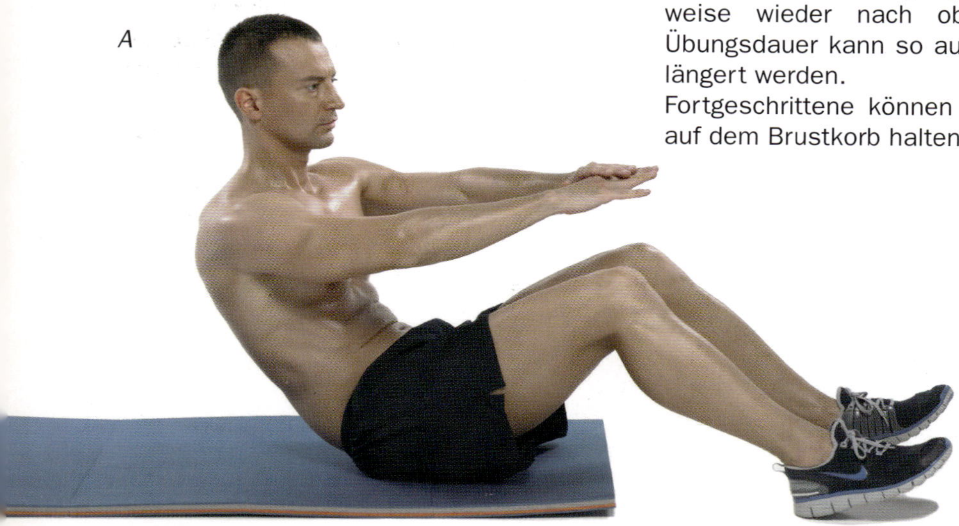

B

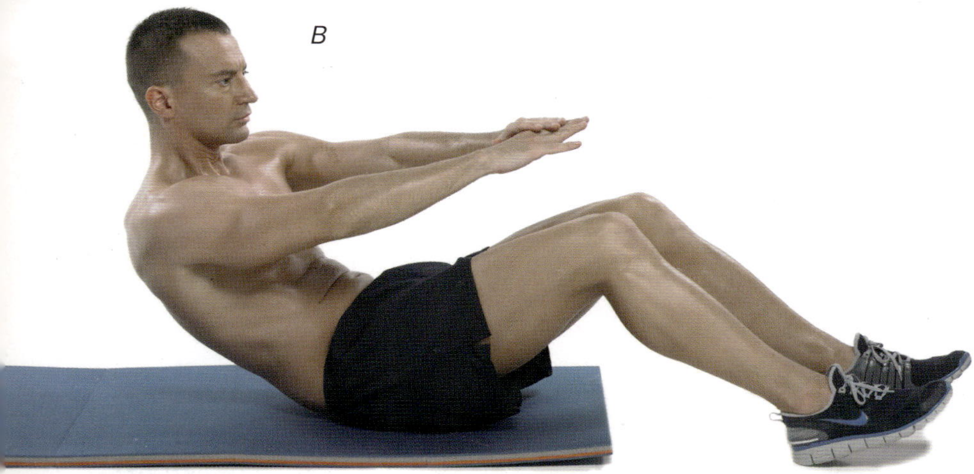

A-B: Hohe und mittlere Position.

K 15: Käfer

Kräftigung:
★★ vordere Bauchmuskulatur, insbesondere schräger Anteil
★ seitliche Bauchmuskulatur

Ausgangsposition:
Sie liegen auf dem Rücken, die Arme sind nach oben gerichtet. Heben Sie den Kopf und die gestreckten Arme und Beine vom Boden ab. Dabei behält der untere Rücken Bodenkontakt.

Übungsdurchführung:
Heben Sie den Oberkörper zur rechten Seite an. Gleichzeitig ziehen Sie das rechte Knie zum Körper und fassen mit der linken Hand an die rechte Fußinnenseite. Dann bewegen Sie sich langsam in die Ausgangsposition zurück, ohne den Körper abzulegen. Nun führen Sie die Übung zur linken Seite aus. Heben Sie den Oberkörper abwechselnd zur rechten und linken Seite an, bis Sie die beabsichtige Wiederholungszahl erreicht haben. Vermeiden Sie es, die Übung mit Schwung auszuführen und ein Hohlkreuz zu bilden.

Variante:
Sie können auch erst die Hälfte der beabsichtigten Wiederholungszahl zu einer Seite machen, bevor Sie die restlichen Wiederholungen zur anderen Seite ausführen.
Einsteiger führen die Übung mit gebeugten Beinen aus und halten die Hände an den Schläfen.

A

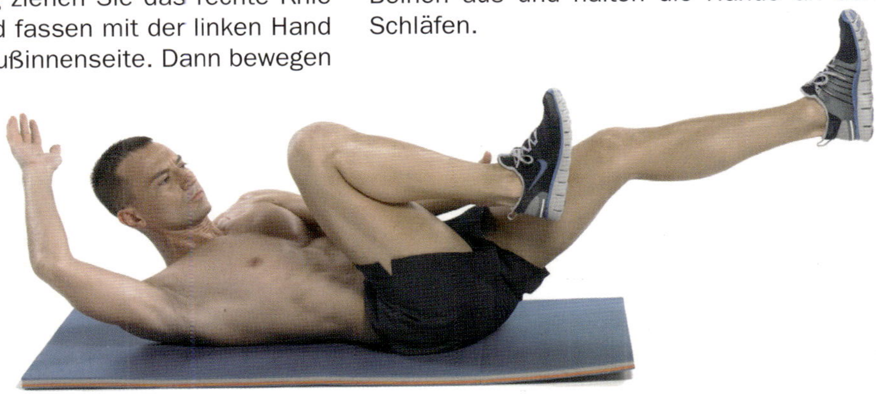

B

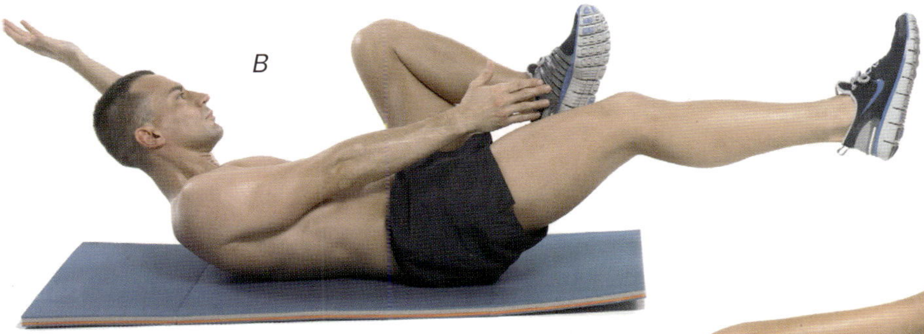

C

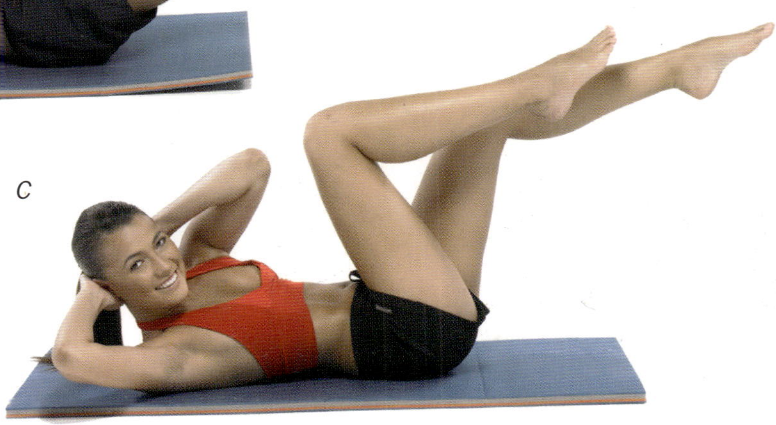

A-B: Der Käfer.
C: Der vereinfachte Käfer.

K 16: Schwebesitz

Kräftigung:

★★ vordere Bauchmuskulatur

★ seitliche Bauchmuskulatur

Ausgangsposition:

Sie sitzen aufrecht, die Beine sind nach vorne gestreckt. Lehnen Sie den Oberkörper etwas zurück und stützen Sie sich mit den Händen ab, um die Position zu fixieren. Spannen Sie die Bauchmuskulatur an und heben Sie die gestreckten Beine geringfügig an.

Übungsdurchführung:

Ziehen Sie die Knie zum Oberkörper und halten Sie kurz die Endposition, wobei Sie gleichmäßig atmen. Dann strecken Sie die Beine, ohne sie abzulegen, und wiederholen schließlich die Übung. Achten Sie auf eine gleichmäßige Bewegungsdurchführung.

Variante:

Sie können die Beine auch abwechselnd anziehen, so als würden Sie Rad fahren.

Als Variante können Sie die gestreckten Beine hoch anheben und wieder bis kurz vor dem Boden senken. Auch können Sie Kreise mit den gestreckten Beinen ausführen oder die Beine abwechselnd kreuzen.

Fortgeschrittene können die Hände vor dem Oberkörper verschränkt halten.

A

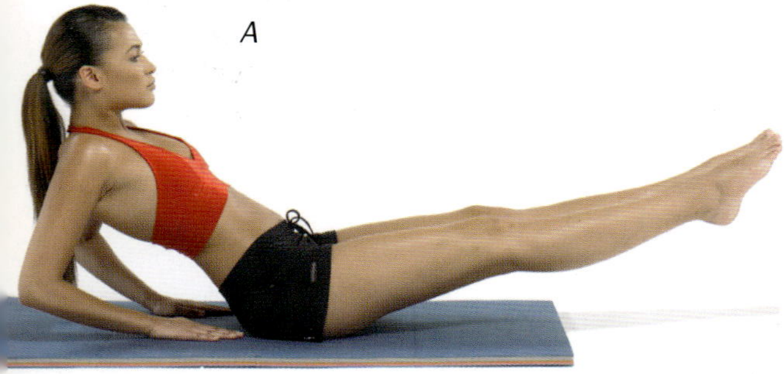

B

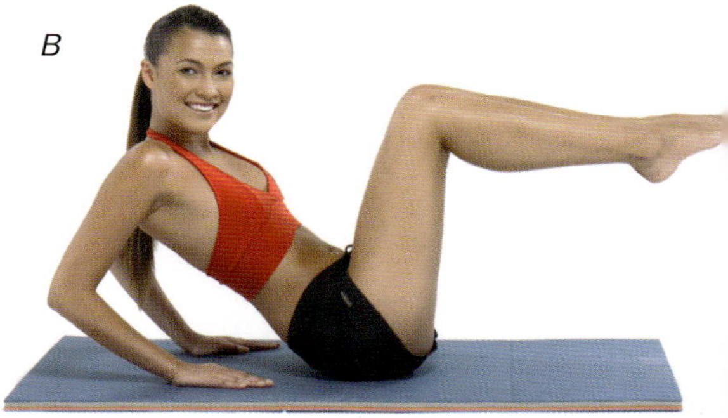

C

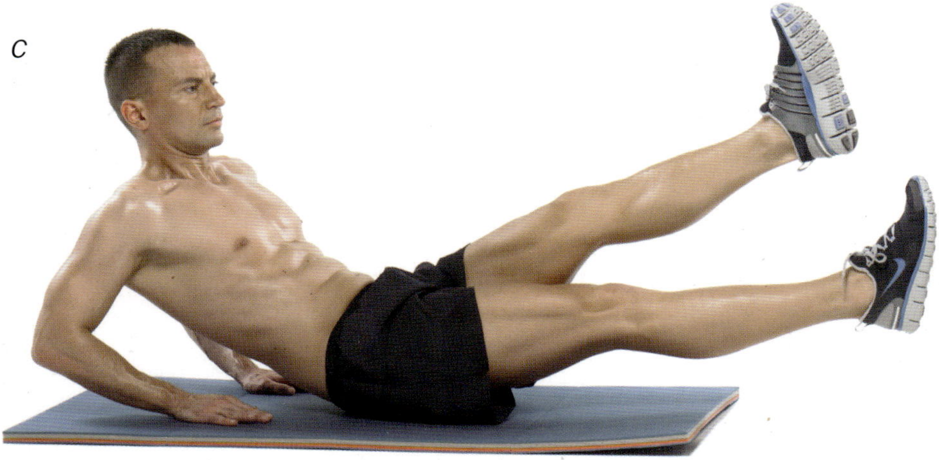

A-B: Die Ausgangsposition und die Endposition.
C: Das Kreuzen der Beine.

K 17: Becken anheben

Kräftigung:

★★ vordere Bauchmuskulatur, insbesondere unterer Anteil

★ seitliche Bauchmuskulatur

Ausgangsposition:

Sie befinden sich in Rückenlage und halten die gebeugten Beine in der Luft. Dabei betragen Knie- und Hüftgelenkswinkel etwa 90 Grad. Die Arme sind auf dem Oberkörper oder dem Boden abgelegt. Drücken Sie den unteren Rücken auf den Boden.

Übungsdurchführung:

Heben Sie das Becken durch die Arbeit der Bauchmuskulatur gerade nach oben. Dabei spannen Sie das Kinn leicht zur Brust. Achten Sie darauf, dass Sie mit den Beinen weder nach vorne noch nach hinten ausweichen, und vermeiden Sie ein Hohlkreuz. Die Endposition halten Sie etwa drei Sekunden, wobei Sie die Bauchmuskulatur mit maximaler Kraft anspannen und gleichmäßig atmen.

Auch wenn Sie das Becken noch nicht anheben können, aktivieren Sie die entsprechende Muskulatur mit maximaler Kraft. Nach einigen Wochen regelmäßigen Trainings wird es Ihnen möglich sein, die Übung entsprechend obiger Beschreibung auszuführen.

Variante:

Einsteiger können die Übung durch leichten Druck mit den Händen auf den Boden vereinfachen.

Sie können die Übung intensivieren, indem Sie einen Medizinball mit den Knien festhalten oder mit den Händen von oben etwas Druck auf die Knie geben.

Sie können die Übung auch mit nach oben gestreckten Beinen ausführen. Stellen Sie sich dabei vor, Sie würden ein Gewicht mit den Fußsohlen gerade nach oben drücken.

A

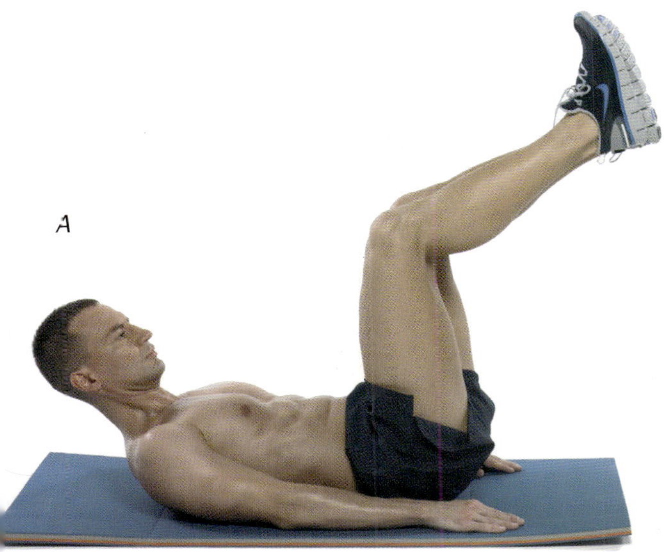

B

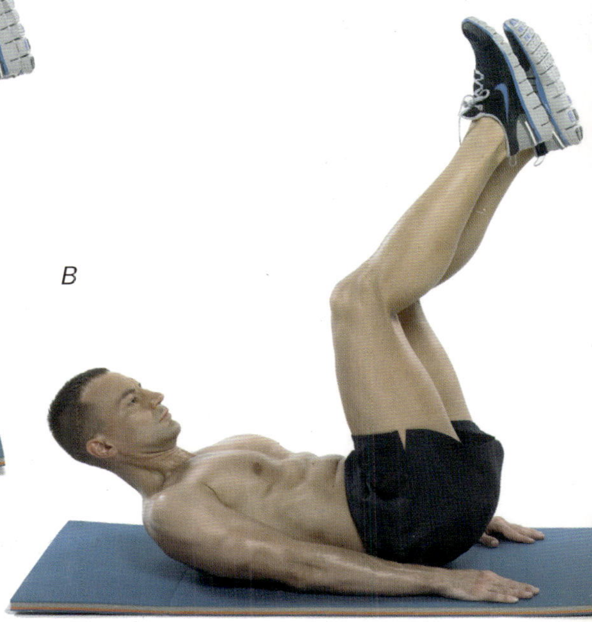

A-B: Die Ausgangsposition und die Endposition.

K 18: Bodendrücker

Kräftigung:
★★ vordere Bauchmuskulatur
★ seitliche Bauchmuskulatur

Ausgangsposition:
Sie befinden sich in der Bankstellung, die Hände sind unter den Schultergelenken und die Knie unter den Hüftgelenken positioniert. Der Rücken ist gerade oder geringfügig nach oben gewölbt und der Blick ist auf den Boden gerichtet.

Übungsdurchführung:
Drücken Sie die Hände und Knie fest in den Boden und spannen sie gleichzeitig zueinander, ohne sie tatsächlich zu bewegen. Aktivieren Sie die Bauchmuskulatur mit maximaler Kraft für etwa 10-15 Sekunden. Achten Sie dabei auf gleichmäßige Atmung und darauf, dass der Oberkörper nicht ins Hohlkreuz sinkt.
Danach stellen Sie die Hände weiter nach vorne ab und führen einen weiteren Durchgang aus, wodurch Sie etwas unterschiedliche Anteile der Bauchmuskulatur aktivieren. Die statische Ausführung mit zwei Positionen entspricht der Ausführung eines Satzes bei den dynamischen Übungen.

Variante:
Die Übung kann auch im Unterarmstütz ausgeführt werden.
Fortgeschrittene können einen zusätzlichen Durchgang mit weit nach vorne gesetzten Händen ausführen. Auch können Fortgeschrittene die Übung intensivieren, indem sie die Knie etwas vom Boden anheben.

A

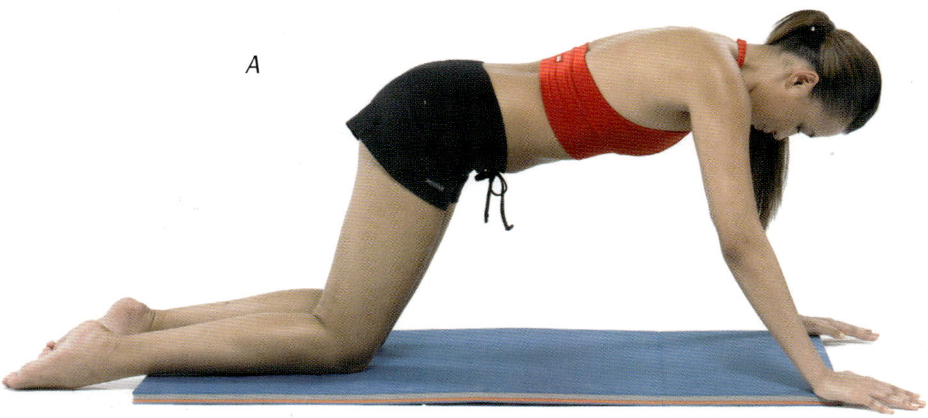

B

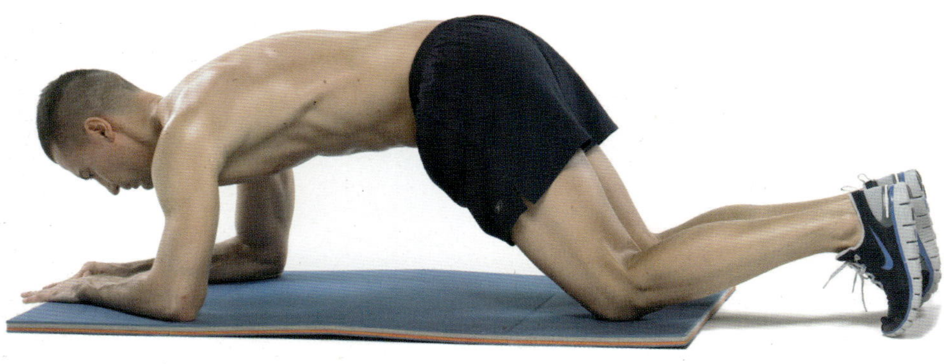

A: Die Übung in Bankstellung.
B: Die Übung im Unterarmstütz.

K 19: Beine anziehen im Hang

Kräftigung:
★★ Bauchmuskulatur
★ obere Rücken-, Schulter- und vordere Oberarmmuskulatur

Ausgangsposition:
Sie hängen an einer Stange, die Arme sind etwa schulterbreit auseinander und die Handflächen weisen nach vorne. Halten Sie den Körper gerade, spannen die Bauchmuskulatur an und richten das Becken etwas auf.

Übungsdurchführung:
Ziehen Sie beide Knie zum Oberkörper und heben gleichzeitig das Becken weiter an. Die Endposition halten Sie für etwa drei Sekunden, wobei Sie die Bauchmuskulatur mit maximaler Kraft anspannen und gleichmäßig atmen. Dann bewegen Sie die Beine langsam nach unten und wiederholen die Übung. Achten Sie auf kontrollierte Bewegungsausführung und vermeiden Sie es, Schwung zu holen.

Variante:
Sie können die Knie auch abwechselnd anziehen.
Fortgeschrittene führen die Übung mit gestreckten Beinen aus.
Weit Fortgeschrittene heben die gestreckten Beine bis zum Kopf.

A

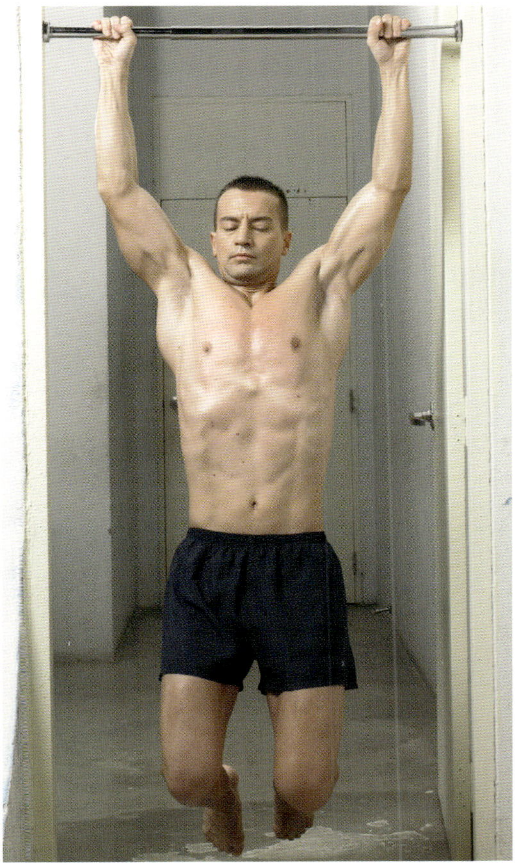

B

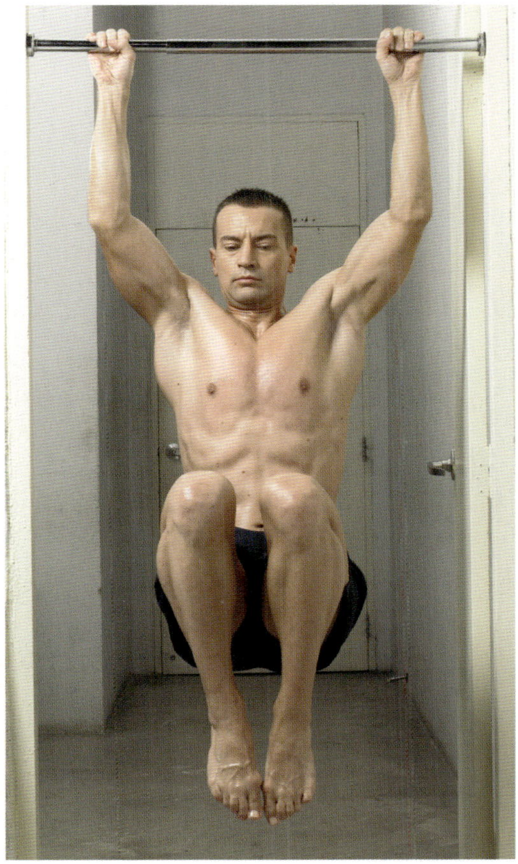

A-B: Die Übung mit Anziehen der Knie.

K 20: Körper anheben in Seitenlage

Kräftigung:
★★ seitliche Bauchmuskulatur
★ vordere Bauchmuskulatur

Ausgangsposition:
Sie befinden sich in Seitenlage, beide Beine sind gestreckt abgelegt. Den Kopf können Sie auf den unteren Arm ablegen, was jedoch nicht zwingend erforderlich ist. Der obere Arm ist vor dem Körper aufgestellt, um die Position zu fixieren. Spannen Sie die Bauch- und die Gesäßmuskulatur an.

Übungsdurchführung:
Heben Sie die aneinander liegenden Beine so weit wie möglich an. Die Endposition halten Sie für etwa drei Sekunden, wobei Sie die seitliche Bauchmuskulatur mit maximaler Kraft anspannen und gleichmäßig atmen. Dann senken Sie die Beine langsam nach unten, ohne sie abzulegen, und wiederholen schließlich die Übung. Achten Sie auf eine gleichmäßige Bewegungsausführung und darauf, dass Sie die Hüfte nicht nach vorne oder hinten abknicken.

Variante:
Zur Intensivierung der Übung können Sie einen Medizinball zwischen den Füßen halten.

A

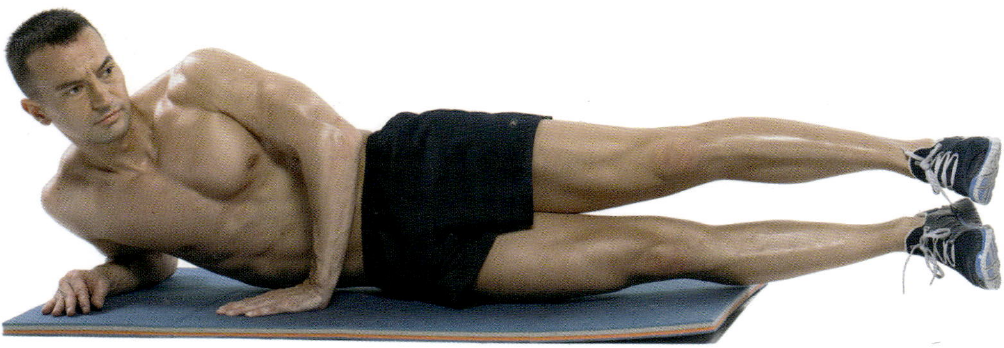

B

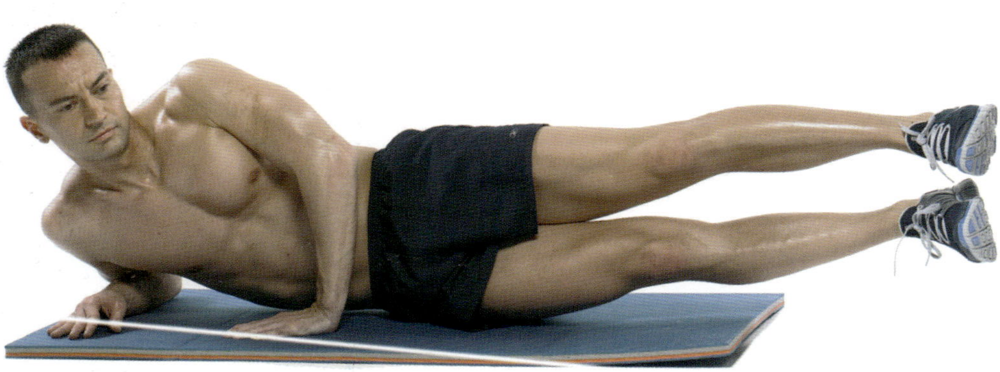

A-B: Die Ausgangsposition und die Endposition.

Als Variante können Sie auch den Oberkörper aus der seitlichen Bodenlage anheben. Um die Position zu stabilisieren, können Sie das obere Bein vor dem unteren Bein abstellen. Die Übung lässt sich kontrollierter durchführen, wenn ein Trainingspartner Ihre Unterschenkel in der Ausgangsposition hält oder wenn Sie die Position der Unterschenkel an einem tiefen Gegenstand stabilisieren.
Fortgeschrittene können die Beine in der Luft halten. Nun heben und senken sie den Oberkörper seitlich.
Das seitliche Anheben des Oberkörpers lässt sich gut auf einem Gymnastikball durchführen, da dann der Oberkörper einen größeren Bewegungsspielraum hat. Sie können die Unterschenkel an einem tiefen Gegenstand oder an einer Wand stabilisieren, was jedoch nicht zwingend erforderlich ist. Sie intensivieren diese Variante, indem Sie einen Medizinball mit der äußeren Hand halten.

C

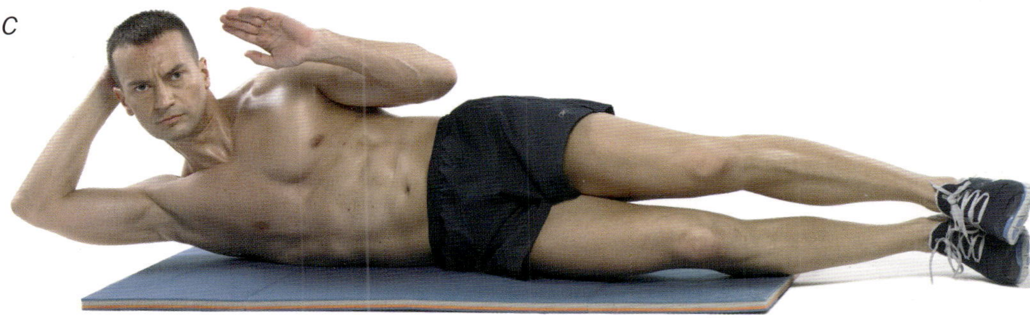

D

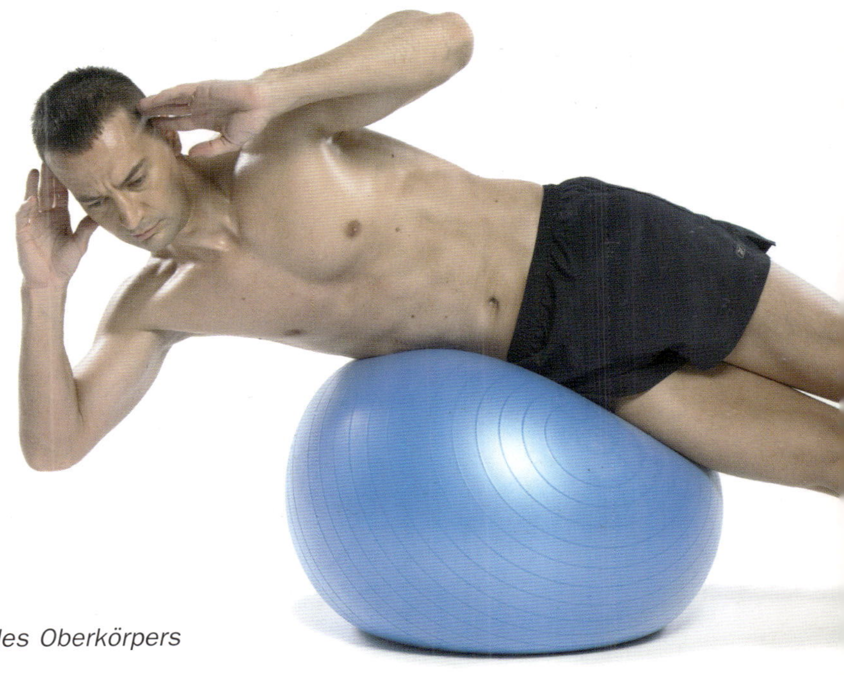

C: Das seitliche Anheben des Oberkörpers am Boden.
D: Die Variante mit Gymnastikball.

K 21: Bauchroller

Kräftigung:

★★ vordere Bauchmuskulatur

★ seitliche Bauch-, Schulter-, untere Rücken-, hintere Oberarm-, Brust- und vordere Oberschenkelmuskulatur

Ausgangsposition:
Sie befinden sich in der Liegestützposition, wobei die Zehen oder die Unterschenkel auf einem Gymnastikball positioniert sind. Stützen Sie sich mit den Händen so ab, dass sich die Ellbogen unter den Schultergelenken befinden. Spannen Sie die Bauch- und die Gesäßmuskulatur an und halten Sie den Rücken gerade.

Übungsdurchführung:
Ziehen Sie die Knie zur Brust und rollen Sie dadurch den Gymnastikball nach vorne. Das Gesäß bewegt sich dabei etwas nach oben. Halten Sie die Position und rollen Sie den Ball langsam wieder in die Ausgangsposition zurück. Achten Sie darauf, dass der Rücken gerade oder leicht nach oben gewölbt bleibt.

Variante:
Fortgeschrittene können den Ball abwechselnd nach links und rechts vorne rollen.
Weit Fortgeschrittene können die Übung mit gestreckten Beinen machen, wobei sich das Gesäß hoch nach oben bewegt.
Eine sehr intensive Komplexübung auf dem Gymnastikball stellt die Kombination von Bauchroller, Handschritten und Liegestützen dar. Aus der Ausgangsstellung ziehen Sie die Knie zur Brust und rollen somit den Ball vor. Dann machen Sie einige Schritte mit den Händen vorwärts und schließlich zehn Liegestütze. Anschließend rollen Sie den Ball weiter vor. Diese Folge wiederholen Sie einige Meter weit.

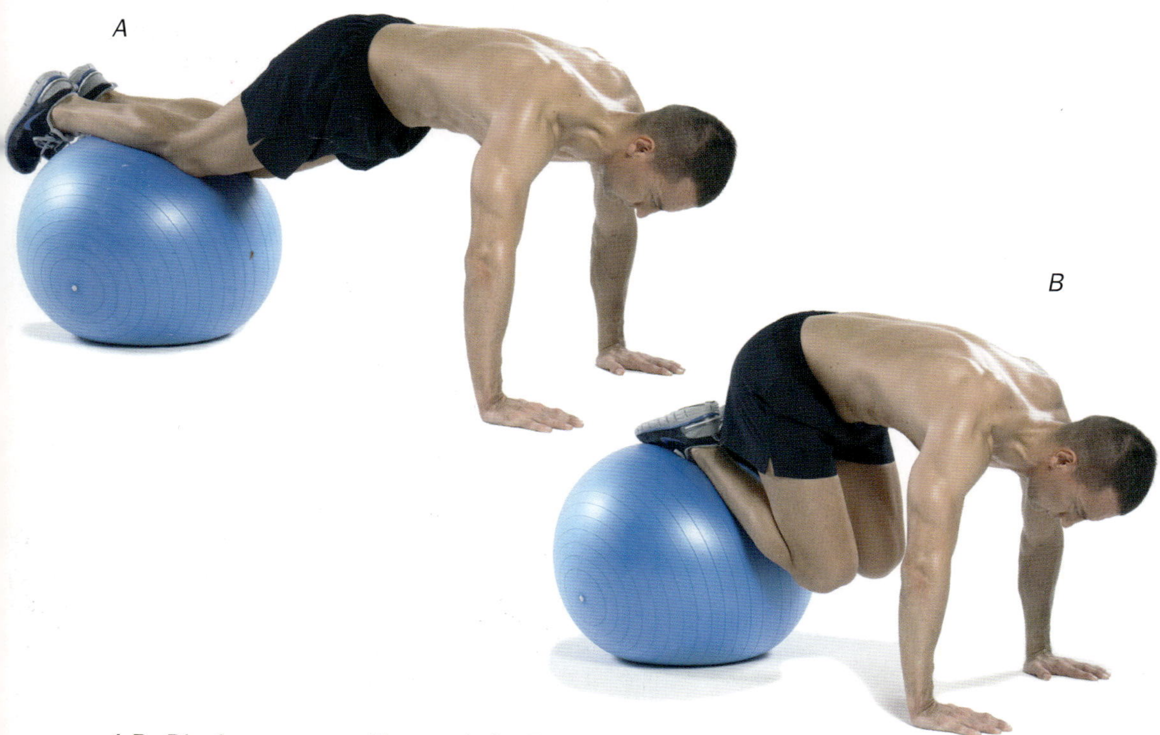

A-B: Die Ausgangsposition und die Endposition.

6. Übungen für Beine und Gesäß

K 22: Einbeinige Kniebeuge mit vorgestrecktem Bein (Pistol)

Kräftigung:
★★ Oberschenkel- und Gesäßmuskulatur
★ Waden- und untere Rückenmuskulatur

Ausgangsposition:
Sie stehen aufrecht, die Arme sind nach vorne gestreckt und ein Bein ist nach vorne in der Luft gehalten. Konzentrieren Sie sich auf die Belastung von Fußballen, Fußaußenkante und Ferse, um stabil zu stehen. Spannen Sie die Bauch- und die Gesäßmuskulatur an und halten Sie den Rücken gerade.

Übungsdurchführung:
Beugen Sie langsam das Standbein, bis sich der Oberschenkel etwas tiefer als in der waagrechten Position befindet, und schieben Sie gleichzeitig das Gesäß nach hinten. Achten Sie auf einen geraden Rücken und darauf, dass das Knie über dem Fuß bleibt und nicht nach vorne oder zur Seite ausweicht. Halten Sie kurz die Endposition, wobei Sie die Beinmuskulatur fest anspannen. Dann strecken Sie das Bein und wiederholen die Übung.

Variante:
Sie können einen Gegenstand von 1-3 Kilogramm in den Händen halten, um die Übung besser auszubalancieren.
Einsteiger führen die Übung mit kleinem Bewegungsradius aus. Stellen Sie einen Stuhl in mittlerer Höhe hinter sich und beugen Sie das Standbein, bis das Gesäß den Stuhl berührt, ohne es darauf abzusetzen. Wenn Sie in dieser Höhe die beabsichtige Wiederholungszahl ausführen können, wählen Sie einen tieferen Gegenstand und wiederholen das Vorgehen, bis Ihnen die tiefe Übungsausführung gelingt.
Weit Fortgeschrittene können die Übung mit schweren Gegenständen intensivieren.

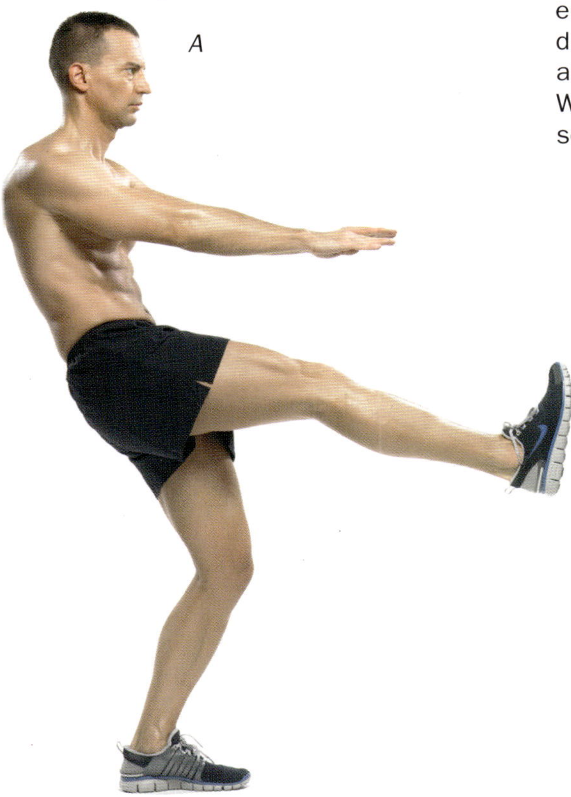

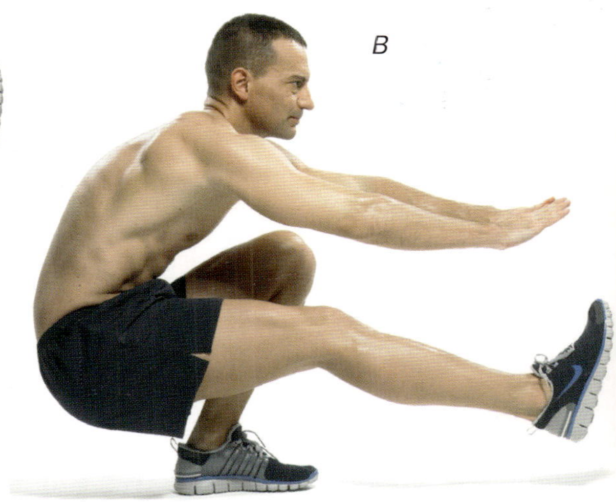

A-B: Die Ausgangsposition und die Endposition.

K 23: Wandsitz

Kräftigung:
★★ Oberschenkelmuskulatur, insbesondere vorderer Anteil, Gesäßmuskulatur
★ Waden- und untere Rückenmuskulatur

Ausgangsposition:
Sie lehnen den Rücken an eine Wand, die Füße sind etwas weiter als hüftbreit auseinander und weisen leicht nach außen. Die Hände sind in die Hüften gestemmt. Spannen Sie die Bauch- und die Gesäßmuskulatur an und halten Sie den Rücken gerade.

Übungsdurchführung:
Beugen Sie in einer gleichmäßigen Bewegung die Beine. Dabei spannen Sie mit maximaler Kraft die Beinmuskulatur an und die Fersen in den Boden. Die Spannung wird für etwa zehn Sekunden gehalten, wobei Sie gleichmäßig atmen. Achten Sie darauf, dass der Rücken vollständig an der Wand anliegt und darauf, dass die Knie über den Füßen sind.
Führen Sie die Übung zuerst mit großem Kniegelenkswinkel aus, dann mit mittlerem Winkel und schließlich mit kleinem Winkel. Durch die Ausführung mit mehreren Winkeln trainieren Sie unterschiedliche Anteile der Oberschenkelmuskulatur. Die statische Ausführung mit drei Winkeln entspricht der Durchführung eines Satzes bei den dynamischen Übungen.

Variante:
Fortgeschrittene können die Übung einbeinig ausführen.

A

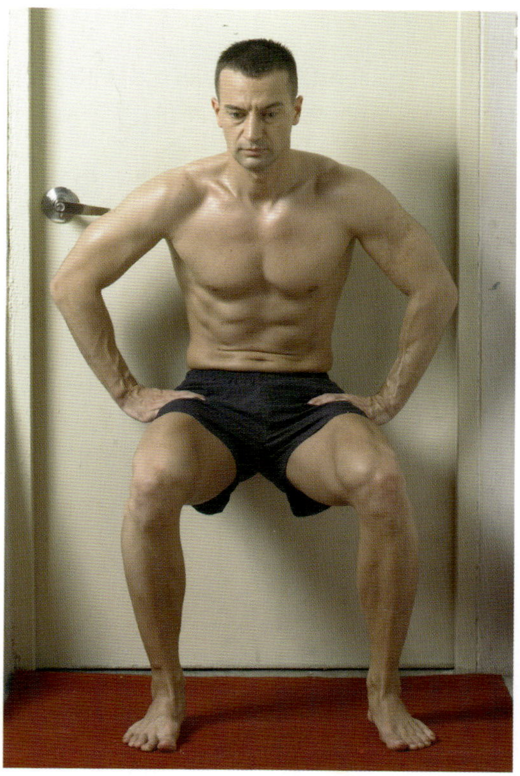

B

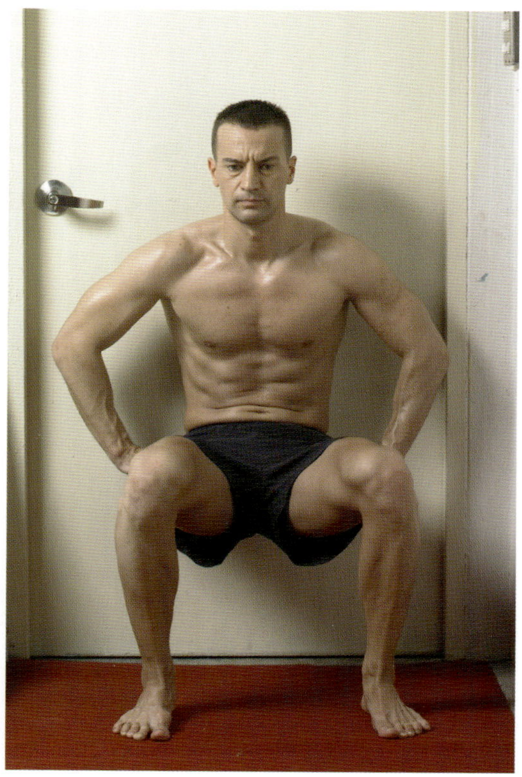

A-B: Die mittlere und die tiefe Position.

Als Variante können Sie in der Endposition die Fersen anheben, wodurch die Aktivität der Wadenmuskulatur vergrößert wird.
Sie können die Übung für die innere Beinmuskulatur intensivieren, wenn Sie einen kleinen Ball mit den Knien festhalten.
Die Aktivität der äußeren Oberschenkelmuskulatur wird gesteigert, indem Sie um die Oberschenkel ein Stretchband so anbringen, dass es sich bei etwa hüftbreiter Beinstellung in mittlerer Spannung befindet.
Eine sehr intensive Variante ist der Wandsitz auf einem Balance-Pad. Weit Fortgeschrittene können diese Variante auch einbeinig machen.

C

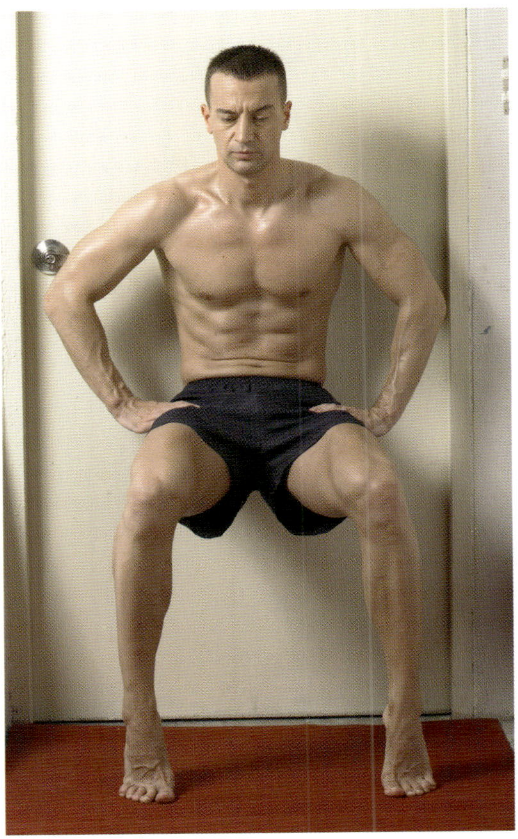

D

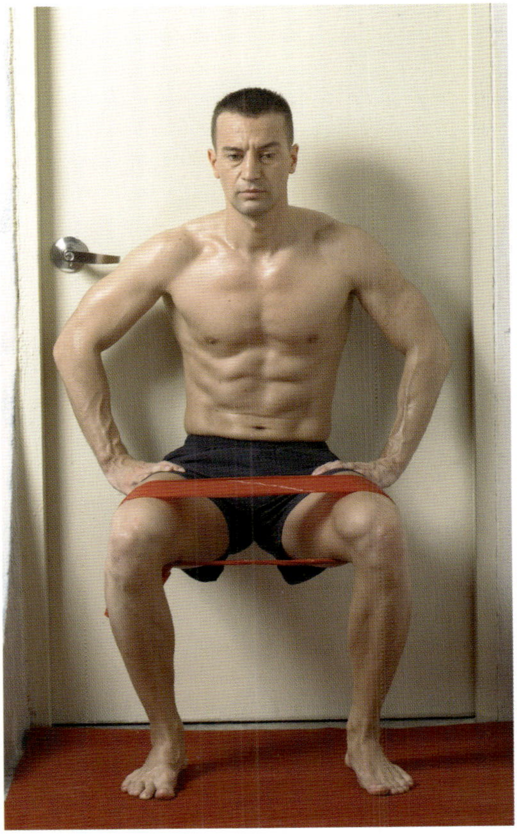

C: Die Ausführung mit angehobenen Fersen.
D: Der Wandsitz mit Stretchband.

K 24: Kniebeuge im Ausfallschritt

Kräftigung:
★★ Oberschenkelmuskulatur, insbesondere vorderer Anteil, Gesäßmuskulatur
★ Waden- und untere Rückenmuskulatur

Ausgangsposition:
Sie befinden sich im Ausfallschritt, das hintere Bein ist mit den Zehen aufgestellt und die Hände sind in die Hüften gestemmt. Spannen Sie die Bauchmuskulatur an und halten Sie den Oberkörper gerade.

Übungsdurchführung:
Beugen Sie die Beine so weit wie möglich nach unten, ohne das Knie abzulegen und die Position der Füße zu verändern. Achten Sie darauf, dass das vordere Knie über dem Fuß bleibt und nicht nach vorne oder zur Seite ausweicht. Dann strecken Sie die Beine und wiederholen die Übung.

Variante:
Fortgeschrittene können das vordere Bein auf einen beweglichen Untergrund stellen, z. B. einen Therapiekreisel oder ein Balance-Pad.
Auch können Fortgeschrittene ein Zusatzgewicht nutzen, z. B. einen Medizinball, um die Muskelbeanspruchung zu vergrößern.

A

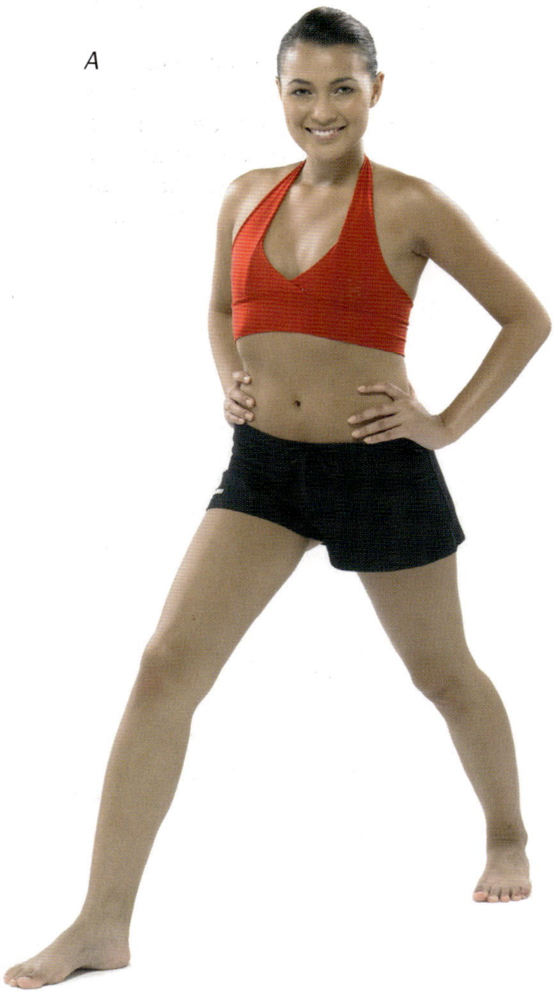

B

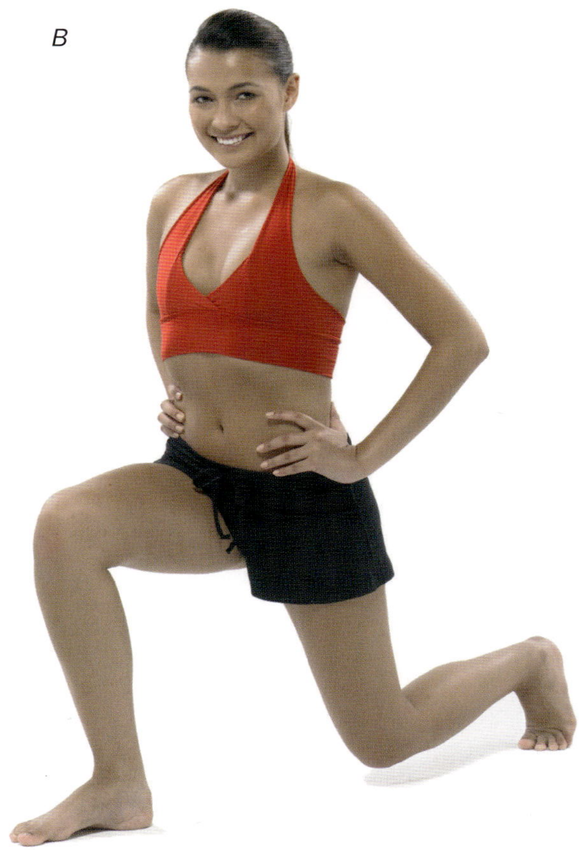

A-B: Die Ausgangsposition und die Endposition.

C

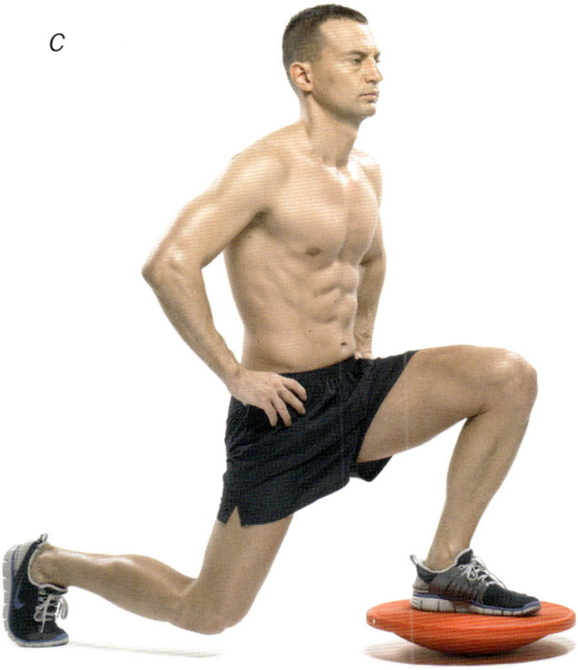

Als Variante beginnen Sie die Übung aus dem aufrechten Stand. Machen Sie einen großen Ausfallschritt und beugen Sie die Beine so tief, dass Sie mit beiden Händen den Boden berühren können. Legen Sie einen kleinen Gegenstand, z. B. einen Ball, auf dem Boden ab und heben ihn bei der nächsten Wiederholung wieder an. Achten Sie darauf, dass das Knie nicht die optimale Knieachse verlässt. Nach der Kniebeuge bewegen Sie das Bein wieder in den aufrechten Stand zurück und wiederholen die Übung. Sie können die Übung abwechselnd mit rechtem und linkem Bein ausführen, oder erst alle beabsichtigen Wiederholungen zu einer Seite machen.
Alternativ können Sie sich auch über eine größere Strecke fortbewegen, wobei Sie abwechselnd einen Schritt mit dem linken Bein und einen Schritt mit dem rechten Bein machen und nach der Kniebeuge das hintere Bein in die Parallelstellung nachziehen.

E

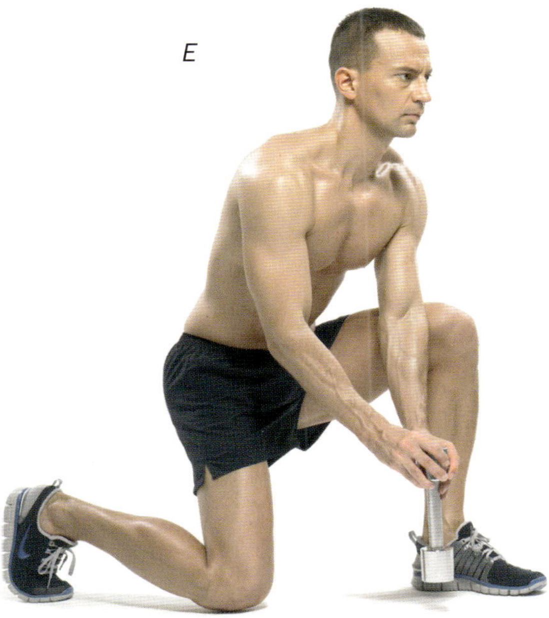

D

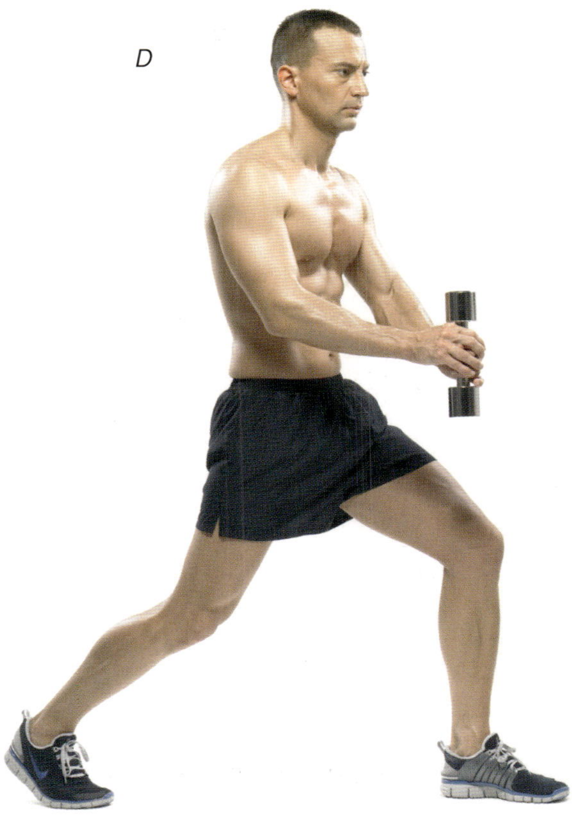

C: Die Übung auf einem Therapiekreisel.
D-E: Die Übung mit Aufheben und Ablegen eines Gegenstandes.

K 25: Einbeinige Kniebeuge mit rückzeigendem Bein

Kräftigung:

★★ Oberschenkel- und Gesäßmuskulatur

★ Waden- und untere Rückenmuskulatur

Ausgangsposition:

Sie stehen aufrecht, ein Fuß ist auf einem Stuhl abgelegt, die Hände sind in die Hüften gestemmt. Konzentrieren Sie sich auf die Belastung von Fußballen, Fußaußenkante und Ferse, um stabil zu stehen. Spannen Sie die Bauch- und die Gesäßmuskulatur an und halten Sie den Rücken gerade.

Übungsdurchführung:

Beugen Sie langsam das Standbein, bis das Knie des hinteren Beins fast den Boden berührt, ohne es jedoch abzulegen. Halten Sie kurz die Endposition, bevor Sie das Bein strecken und die Übung wiederholen. Achten Sie auf einen geraden Rücken und darauf, dass das Knie über dem Fuß bleibt und nicht nach vorne oder zur Seite ausweicht.

Variante:

Einsteiger können sich mit einer Hand an einem Stuhl abstützen, um die Übung kontrolliert zu lernen.

A

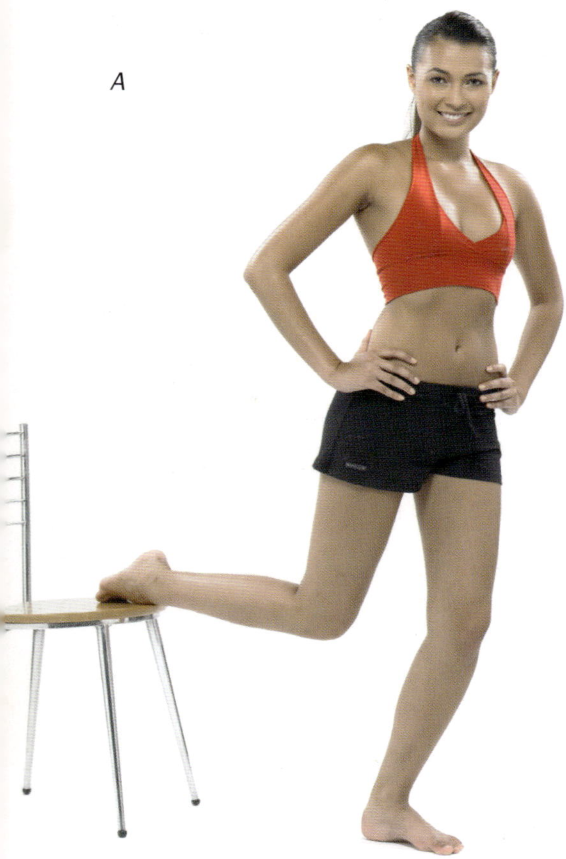

B

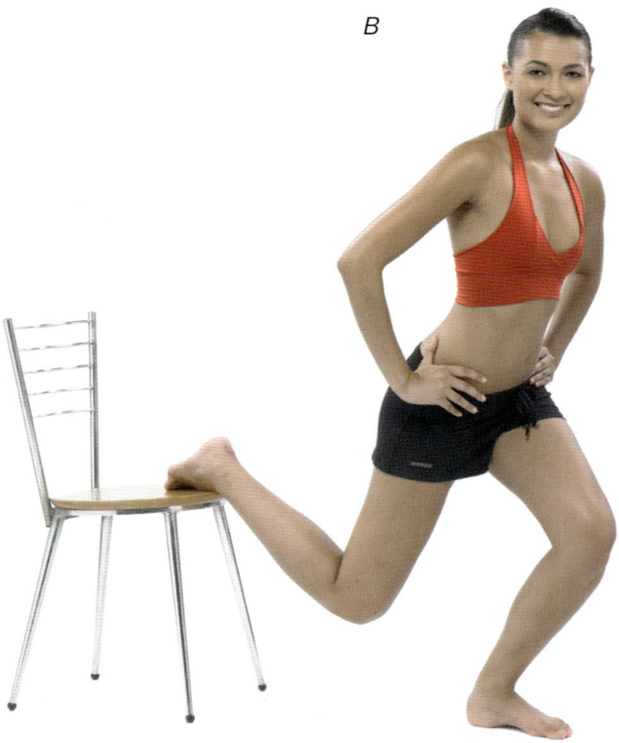

A-B: Die Ausführung mit fixiertem Bein.

Fortgeschrittene können das hintere Bein in der Luft halten. Um diese Ausführung zu lernen, legen Sie einen Gegenstand von 20-30 cm Höhe unter das hintere Knie. Wenn es Ihnen gelingt, in dieser Höhe die beabsichtige Wiederholungszahl auszuführen, nutzen Sie einen Gegenstand von geringerer Höhe, bis Sie schließlich die Übung mit vollständigem Bewegungsradius ausführen können.
Weit Fortgeschrittene können ein Zusatzgewicht, z. B. einen Medizinball, vor dem Körper halten.
Sie können bei der Kniebeuge ohne Fixierung aus der unteren Position abspringen, um die Sprungkraft zu trainieren.
Eine weitere Intensivierung stellt die Ausführung auf einem beweglichen Untergrund wie einem Therapiekreisel dar. Lernen Sie diese Übungsausführung äußerst vorsichtig, da ansonsten große Verletzungsgefahr besteht.

C

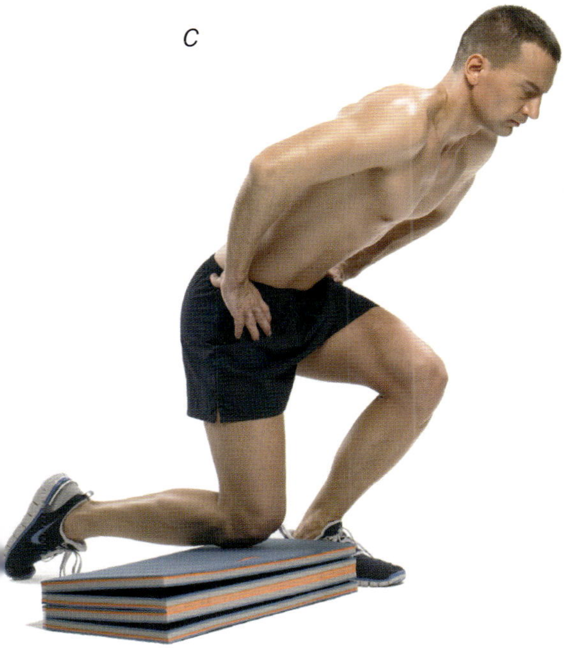

D

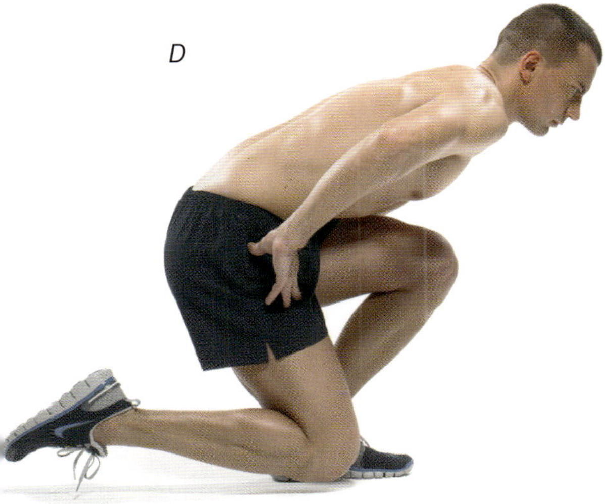

E

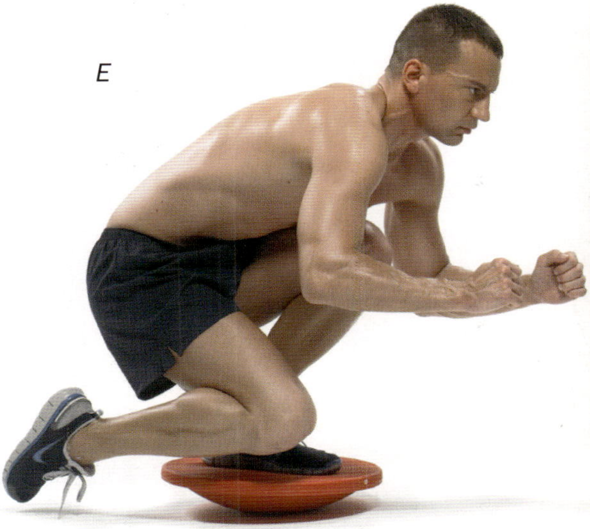

C: Die vereinfachte Ausführung mit einem Gegenstand unter dem Knie.
D: Die freie Ausführung.
E: Die Ausführung auf einem Therapiekreisel.

K 26: Beidbeinige Kniebeuge (Squat)

Kräftigung:
★★ Oberschenkelmuskulatur, insbesondere vorderer Anteil, Gesäßmuskulatur
★ Waden- und untere Rückenmuskulatur

Ausgangsposition:
Sie stehen aufrecht, die Beine sind leicht gebeugt, die Füße sind etwas weiter als hüftbreit auseinander und weisen leicht nach außen. Die Hände sind in die Hüften gestemmt. Spannen Sie die Bauch- und die Gesäßmuskulatur an und halten Sie den Rücken gerade.

Übungsdurchführung:
Beugen Sie die Beine, bis die Oberschenkel etwas tiefer als in der waagrechten Position sind, und schieben Sie gleichzeitig das Gesäß nach hinten. Achten Sie auf einen geraden Rücken und darauf, dass die Knie über den Füßen bleiben und nicht nach vorne oder zur Seite ausweichen. Halten Sie kurz die Endposition, wobei Sie die Beinmuskulatur mit maximaler Kraft anspannen und gleichmäßig atmen. Dann strecken Sie die Beine und heben am Bewegungsende die Fersen ab. Anschließend wird die Übung wiederholt.

Variante:
Einsteiger führen die Übung mit kleinerem Bewegungsradius aus.
Die tiefe beidbeinige Kniebeuge können Sie üben, indem Sie einen halbhohen Gegenstand, z. B. einen Gymnastikball, hinter das Gesäß stellen und diesen bei jeder Wiederholung leicht berühren, ohne sich darauf abzusetzen.

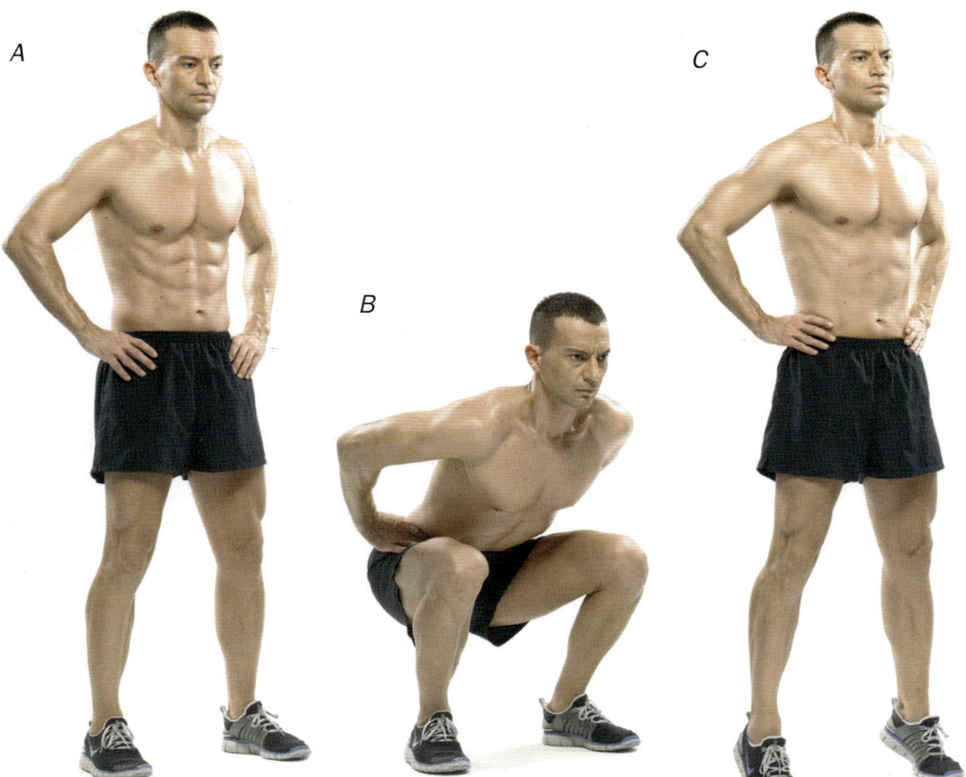

A-C: Der Bewegungsablauf.

Sie können die Übung intensivieren, indem Sie einen Medizinball vor dem Körper halten.

Eine weitere Intensivierung erreichen Sie, indem Sie sich vorstellen, ein schweres Gewicht, wie eine Langhantelstange mit Gewichten, auf den Schultern zu tragen, wobei Sie die Hände entsprechend positionieren. Spannen Sie bei der Kniebeuge den Körper so an, als müssten Sie das schwere Gewicht tragen. Die visualisierte Methode ist am Anfang noch etwas schwer, mit zunehmender Erfahrung gelingt diese Variante aber immer besser.

Weit Fortgeschrittene können die Übung auf einem beweglichen Untergrund und sogar auf zwei Therapiekreiseln oder Balance-Pads ausführen.

Wenn Sie die Kniebeuge breitbeinig ausführen, intensivieren Sie die Aktivität der inneren Beinmuskulatur. Auch können Sie das Training für die innere Beinmuskulatur vergrößern, wenn Sie einen kleinen Ball zwischen den Knien einklemmen, während Sie die Übung ausführen. Der Gegenstand muss einen solchen Durchmesser haben, dass sich die Knie über den Füßen befinden und nicht nach innen oder außen zeigen.

Die Aktivität der äußeren Beinmuskulatur intensivieren Sie, indem Sie ein Stretchband großflächig um die Oberschenkel spannen. Das Band wird so angelegt, dass es sich in mittlerer Spannung befindet, wenn die Knie über den Füßen sind. Die Spannung des Bandes wird bei den Kniebeugen gehalten.

D

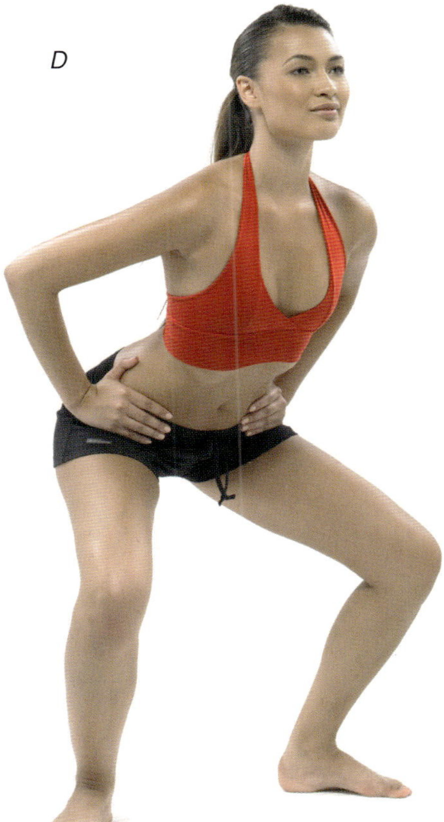

E

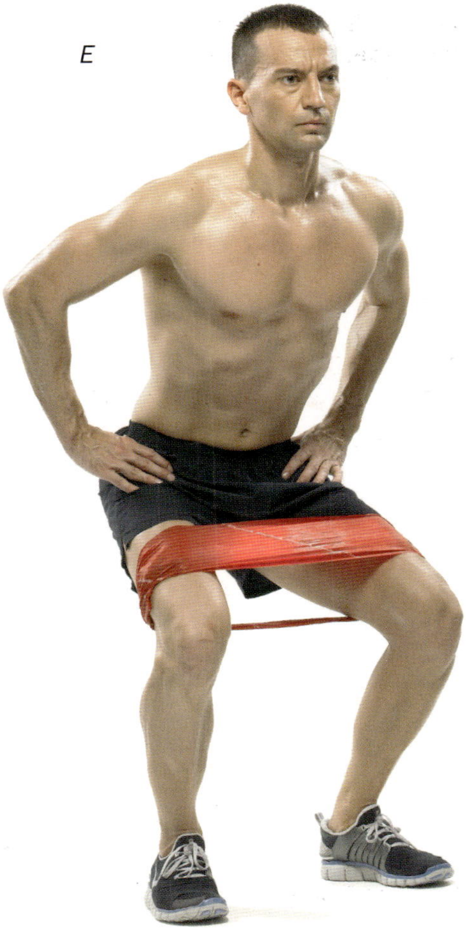

D: Die breitbeinige Kniebeuge.
E: Training mit Stretchband.

K 27: Fersendrücken in Rückenlage

Kräftigung:
★★ hintere Oberschenkelmuskulatur
★ Gesäß- und vordere Oberschenkelmuskulatur

Ausgangsposition:
Sie befinden sich in Rückenlage, die Beine sind angezogen und die Fersen sind aufgestellt. Die Winkel der Kniegelenke betragen etwa 90 Grad. Spannen Sie die Bauchmuskulatur an.

Übungsdurchführung:
Drücken Sie die Fersen mit maximaler Kraft auf den Boden und etwas in Richtung Gesäß, ohne die Füße zu bewegen. Die Spannung wird für etwa zehn Sekunden gehalten. Achten Sie auf eine gleichmäßige Atmung und darauf, dass der untere Rücken auf dem Boden bleibt.
Führen Sie die Übung zuerst mit großem Winkel der Unterschenkel aus, dann mit mittlerem Winkel und schließlich mit kleinem Winkel. Durch die Ausführung mit mehreren Winkeln erreichen Sie unterschiedliche Muskelanteile. Die statische Ausführung mit drei Winkeln entspricht der Durchführung eines Satzes bei den dynamischen Übungen.

Variante:
Fortgeschrittene können die Füße auf einem Gymnastikball oder Balance-Pad aufstellen und auf den Gegenstand drücken. Diese Variante setzt eine gut entwickelte Körperbeherrschung voraus, da sonst kein maximaler Druck aufgebaut werden kann.

A

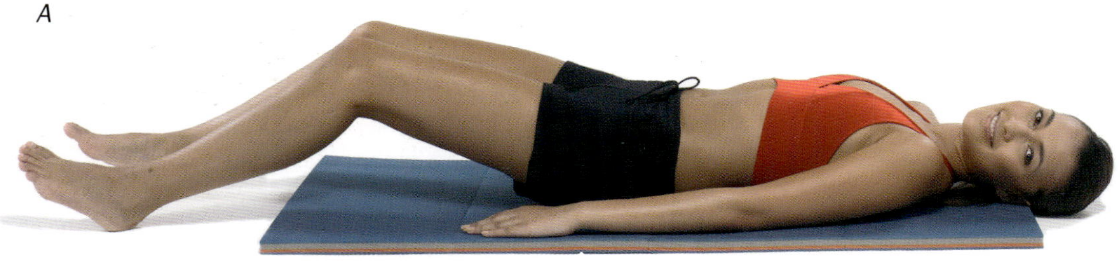

B

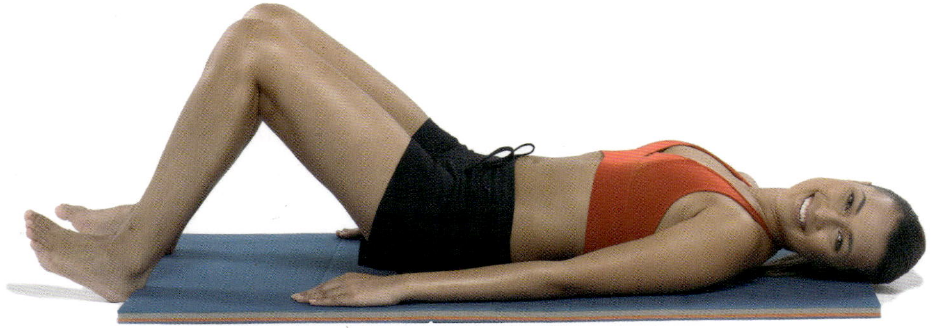

A-B: Die Übung mit großem und mittlerem Winkel.

K 28: Unterschenkel anziehen

Kräftigung:
★★ hintere Oberschenkelmuskulatur
★ Gesäß-, vordere Oberschenkel- und untere Rückenmuskulatur

Ausgangsposition:
In Bauchlage heben Sie einen Unterschenkel etwas an und legen dann den anderen Fuß gegen die Achillessehne oder Ferse. Spannen Sie die Füße gegeneinander und aktivieren Sie die Bauchmuskulatur.

Übungsdurchführung:
Bewegen Sie den Unterschenkel gegen starken Widerstand des anderen Fußes so weit wie möglich zum Gesäß. Halten Sie kurz die Endposition und bringen Sie dann das Bein langsam in die Ausgangsposition zurück – jedoch nicht darüber hinaus, – wobei die Spannung aufrecht gehalten wird. Achten Sie auf gleichmäßige Bewegungsausführung und darauf, dass das Becken auf dem Boden bleibt.

Variante:
Als Variante können Sie die Übung auch mit einem Stretchband machen. Dazu befestigen Sie das Band um die Füße, so dass es sich in der Ausgangsposition in leichter Spannung befindet.

A

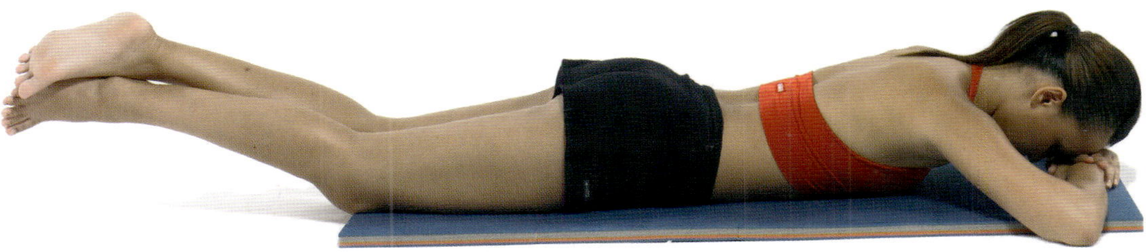

B

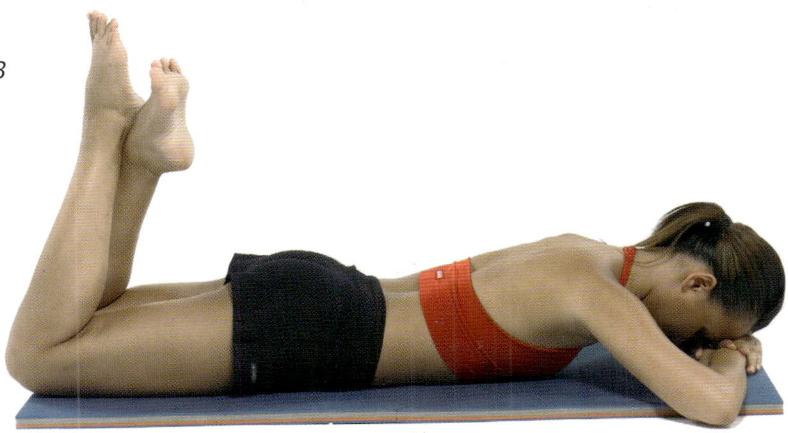

A-B: Die Ausgangsposition und die Endposition.

K 29: Schulterbrücke

Kräftigung:

★★ hintere Oberschenkel- und Gesäßmuskulatur

★ vordere Oberschenkel- und untere Rückenmuskulatur

Ausgangsposition:
Sie liegen auf dem Rücken, die Beine sind angezogen und die Fersen sind aufgestellt. Die Winkel der Kniegelenke betragen etwa 90 Grad. Die Hände liegen locker neben dem Körper. Spannen Sie die Bauchmuskulatur an und die Fersen etwas in Richtung Gesäß.

Übungsdurchführung:
Drücken Sie die Fersen fest in den Boden und heben Sie das Becken so weit hoch, bis Oberschenkel und Rücken in einer Linie sind. Nun senken und heben Sie das Becken mehrfach, ohne es abzulegen. Achten Sie auf gleichmäßige Atmung und halten Sie die Bauchmuskulatur angespannt.

Variante:
Zur Intensivierung können Sie einen Medizinball über dem Bauch halten.

A

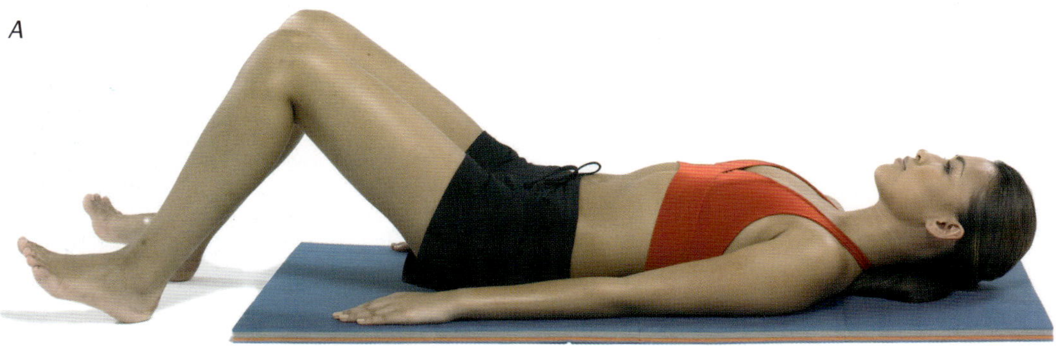

B

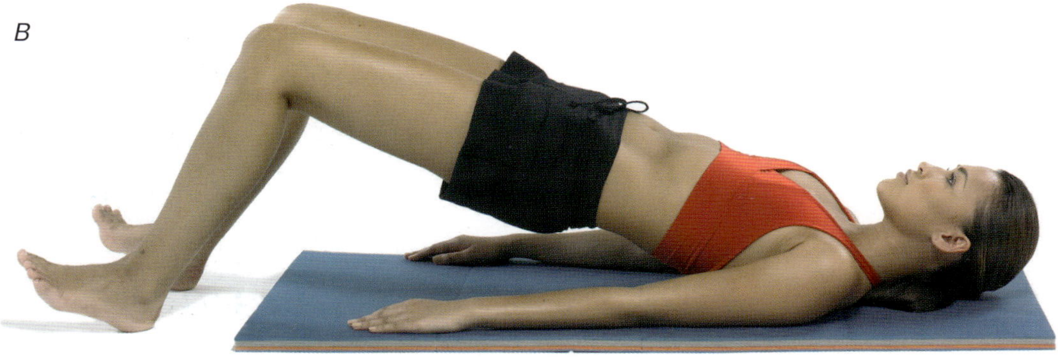

A-B: Die Ausgangsposition und die Endposition.

Fortgeschrittene führen die Übung einbeinig aus.
Weit Fortgeschrittene stellen die Ferse auf einen festen Gegenstand, z. B. einen Stepper, oder sogar auf einen beweglichen Gegenstand, z. B. ein Balance-Pad.
Eine zusätzliche Intensivierung erreichen Sie, wenn Sie die Fersen auf einen Gymnastikball aufstellen. Nur wenige Sportler können die Variante auf dem Gymnastikball einbeinig ausführen.
Als Variante stellen Sie die Fersen auf einem Gymnastikball auf und rollen den Ball in Richtung Gesäß. Dann rollen Sie den Gymnastikball wieder zurück und wiederholen schließlich die Übung.

C

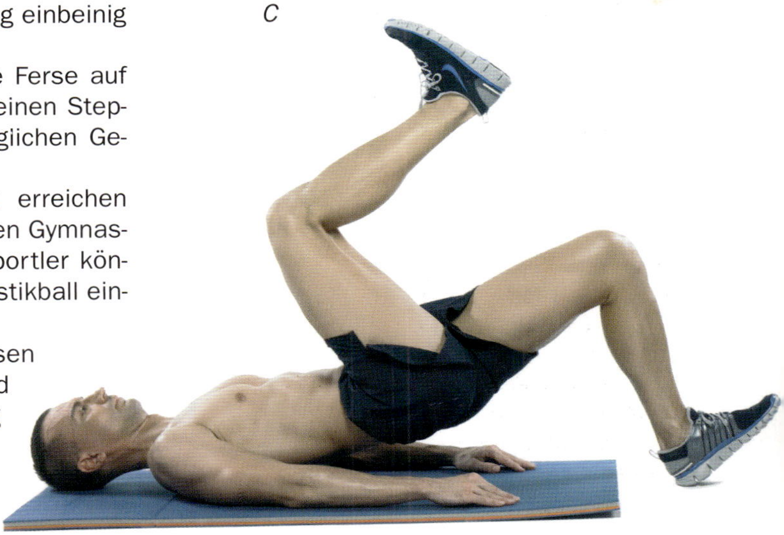

D

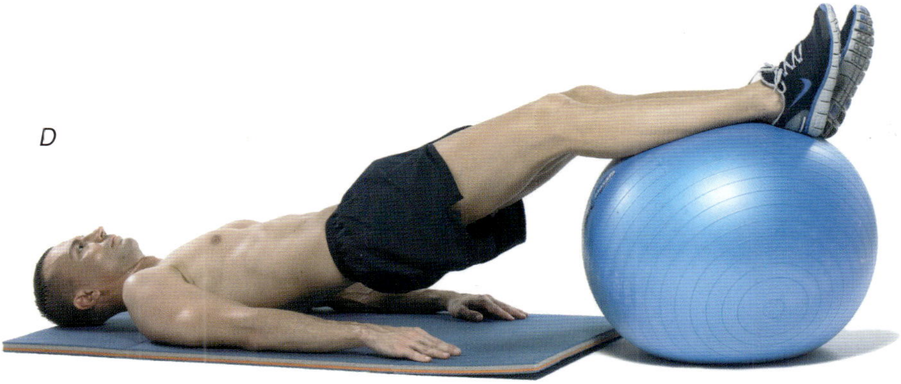

E

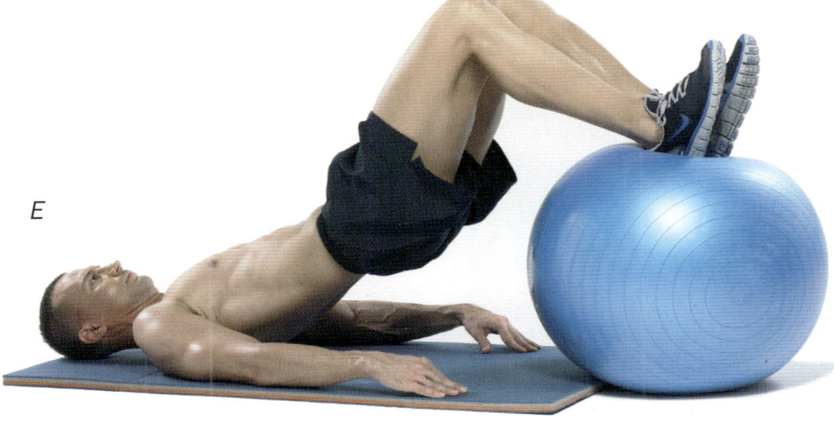

C: Die einbeinige Ausführung.
D-E: Die Ausführung mit Anrollen des Gymnastikballs.

K 30: Klemme

Kräftigung:
★★ innere Oberschenkelmuskulatur

Ausgangsposition:
Sie sitzen aufrecht auf dem Boden. Klemmen Sie die Arme oder einen Gegenstand zwischen die Innenseiten der Oberschenkel und spannen Sie die Bauchmuskulatur an.

Übungsdurchführung:
Drücken Sie etwa zehn Sekunden mit maximaler Kraft die Oberschenkel gegen den Widerstand. Achten Sie darauf, gleichmäßig zu atmen.
Führen Sie die Übung zuerst mit großem Abstand der Knie zueinander aus, dann mit mittlerem Abstand und schließlich in nahem Abstand. Durch die Ausführung mit mehreren Winkeln erreichen Sie unterschiedliche Anteile der inneren Oberschenkelmuskulatur. Die statische Ausführung mit drei Winkeln entspricht der Durchführung eines Satzes bei den dynamischen Übungen.

A B

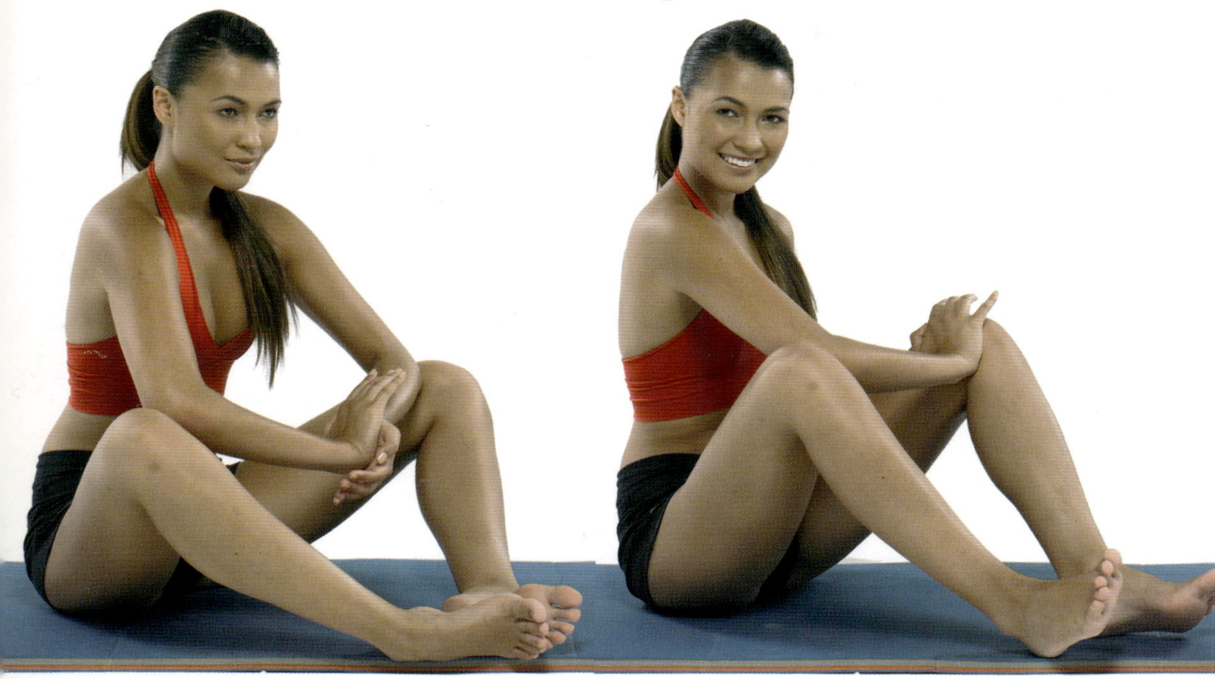

A-B: Die Übung mit unterschiedlichen Abständen. Um die Übung mit nahem Beinabstand auszuführen, können Sie beispielsweise ein Polster oder einen kleinen Ball zwischen die Knie klemmen.

K 31: Gesäßtrainer

Kräftigung:
★★ Gesäßmuskulatur
★ hintere Oberschenkel- und untere Rückenmuskulatur.

Ausgangsposition:
Sie befinden sich im Unterarmstütz. Heben Sie ein Bein etwas vom Boden ab, wobei der Kniegelenkswinkel etwa 90 Grad beträgt. Spannen Sie die Bauchmuskulatur an und halten Sie den Rücken gerade.

Übungsdurchführung:
Strecken Sie den angehobenen Fuß senkrecht hoch in die Luft. Stellen Sie sich dabei vor, dass Sie ein schweres Gewicht nach oben drücken würden. Die Endposition halten Sie für etwa drei Sekunden, wobei Sie die Gesäßmuskulatur mit maximaler Kraft anspannen und gleichmäßig atmen. Dann bewegen Sie das Bein in die Ausgangsposition zurück, ohne es abzustellen, damit die Muskulatur in Spannung bleibt. Achten Sie auf angespannte Bauchmuskulatur und vermeiden Sie Ausweichbewegungen mit dem Fuß nach vorne oder hinten.

Variante:
Sie können die Übung intensivieren, indem Sie einen Medizinball auf dem Übungsbein halten, wobei Sie mit der Ferse den Ball einklemmen. So aktivieren Sie auch die rückwärtige Oberschenkelmuskulatur.
Als Alternative können Sie das Bein seitlich anheben, wodurch Sie auch die äußere Oberschenkelmuskulatur trainieren. Einsteiger machen die Variante mit gebeugtem Bein; Fortgeschrittene die Variante mit gestrecktem Bein.

B

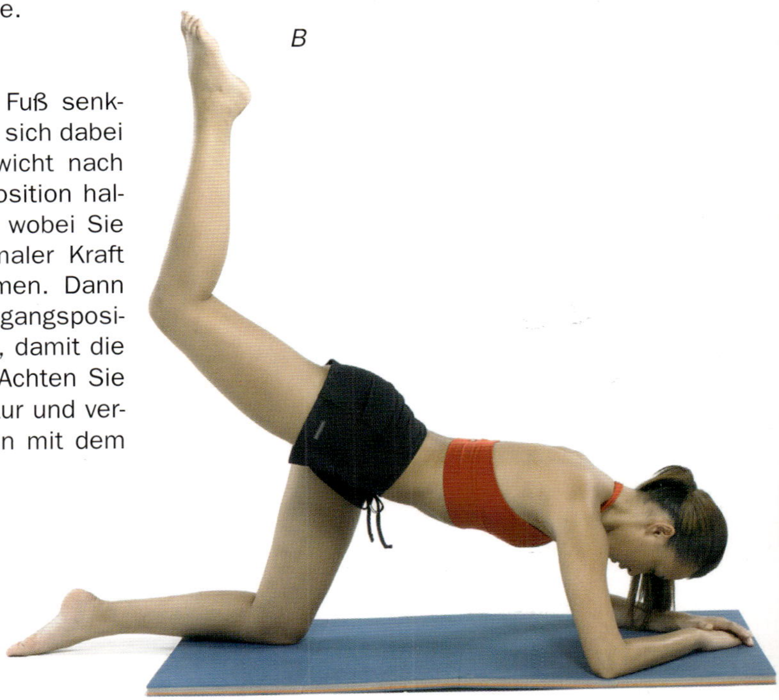

A

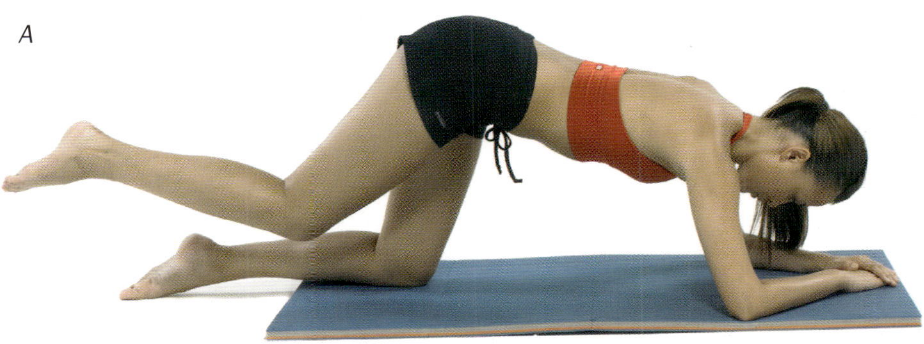

A-B: Die Ausgangsposition und die Endposition.

K 32: Bein anziehen

Kräftigung:
★★ innere Oberschenkelmuskulatur

Ausgangsposition:
Sie befinden sich in Seitenlage, das untere Bein ist gestreckt abgelegt und das obere vor dem Körper aufgestellt. Mit dem unteren Arm können Sie den Kopf stützen, was jedoch nicht zwingend erforderlich ist. Der obere Arm ist vor dem Körper aufgestellt, um die Position zu fixieren. Spannen Sie die Bauch- und die Gesäßmuskulatur an.

Übungsdurchführung:
Heben Sie das untere Bein so hoch wie möglich und halten Sie kurz die Endposition. Das Bein wird dabei gestreckt und der Fuß parallel zum Boden gehalten. Anschließend senken Sie das Bein, ohne es abzulegen, und wiederholen die Übung. Achten Sie darauf, die Bewegung möglichst gleichmäßig auszuführen.

Variante:
Sie können die Übung mit Fußgelenksgewichten intensivieren. Ebenso können Sie einen kleinen Ball oder einen Medizinball auf die Innenseite des unteren Oberschenkels legen und mit der Hand auf diesen drücken, um Widerstand zu geben. Genügt Ihnen diese Belastung noch nicht, stellen Sie sich einen stärkeren Widerstand vor, und bewegen Sie nun das Bein.

A

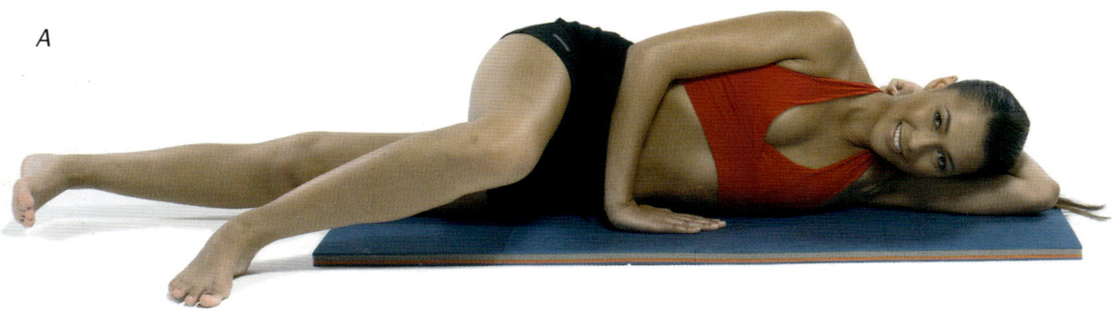

B

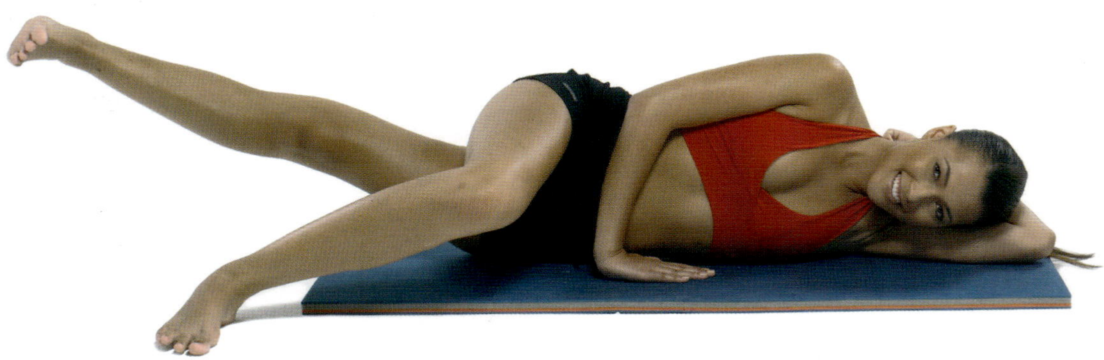

A-B: Die Ausgangsposition und die Endposition.

Als Variante können Sie diese Muskelgruppe auch im Stand trainieren, wodurch auch die stabilisierende Muskulatur des Standbeins mitgekräftigt wird. Befestigen Sie ein Stretchband um einen tiefen Gegenstand, verknoten es und legen die Schlaufe großflächig um die Fußinnenseite. Das Standbein ist leicht gebeugt und das Übungsbein geringfügig angehoben, damit das Band in Spannung ist. Führen Sie nun das Übungsbein am Standbein vorbei, halten kurz die Endposition und bewegen es dann wieder in die Ausgangsposition zurück. Wenn Sie die Übung freihändig ausführen, wird die Aktivität der Standbeinmuskulatur vergrößert. Dann kann der Zug jedoch nur mit weniger Kraft ausgeführt werden, wodurch sich die Aktivität der inneren Oberschenkelmuskulatur verringert.

Sie können die Variante im Stand mit oder ohne Stretchband auf einem Therapiekreisel machen. Durch diese Ausführung wird die Aktivität der Standbeinmuskulatur intensiviert und die Koordination gefördert.

Eine weitere Alternative ist es, den Fuß gegen einen Widerstand zu spannen. Sie können die Fußinnenseite gegen einen Gegenstand legen und dann das Bein mit maximaler Kraft gegen den Widerstand spannen. Führen Sie die Übung in zwei Höhen aus, um unterschiedliche Muskelanteile zu aktivieren.

C

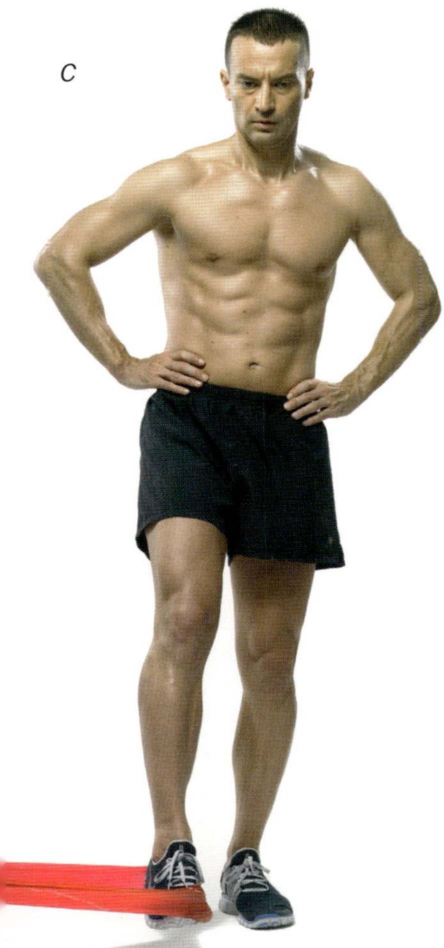

D

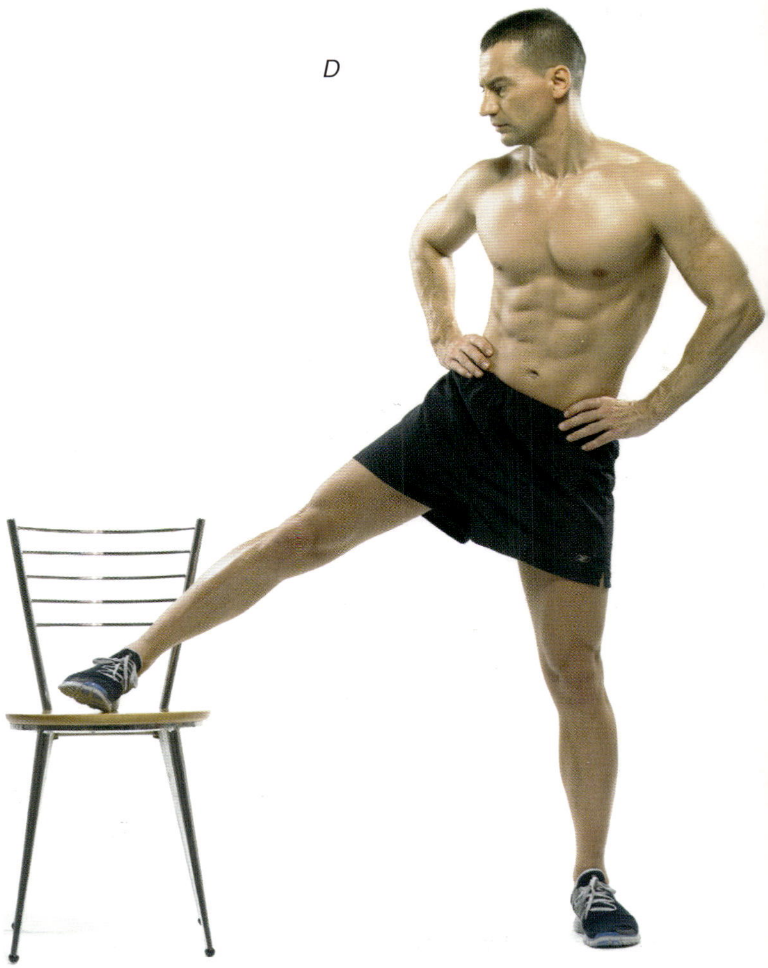

C: Die Übung mit Stretchband.
D: Die statische Übung.

K 33: Bein abspreizen

Kräftigung:
★★ äußere Oberschenkelmuskulatur
★ Gesäßmuskulatur

Ausgangsposition:
Sie befinden sich in Seitenlage, das untere Bein ist leicht gebeugt und das obere Bein gestreckt abgelegt. Mit dem unteren Arm können Sie den Kopf stützen, was jedoch nicht zwingend erforderlich ist. Der obere Arm ist vor dem Körper aufgestellt, um die Position zu fixieren. Spannen Sie die Bauch- und die Gesäßmuskulatur an.

Übungsdurchführung:
Heben Sie das obere Bein weit an, wobei die Ferse lang gestreckt ist und der Fuß parallel zum Boden bleibt. Halten Sie kurz die Endposition, bevor Sie das Bein wieder langsam nach unten bewegen, ohne es jedoch abzulegen. Dann wird die Übung wiederholt. Achten Sie auf eine gleichmäßige Bewegungsausführung.

Variante:
Sie können die Übung mit Fußgelenksgewichten intensivieren. Ebenso können Sie einen kleinen Ball oder einen Medizinball auf die Außenseite des oberen Oberschenkels legen und mit der Hand auf diesen drücken, um Widerstand zu geben. Genügt Ihnen diese Belastung noch nicht, stellen Sie sich einen stärkeren Widerstand vor, und bewegen Sie nun das Bein.

A

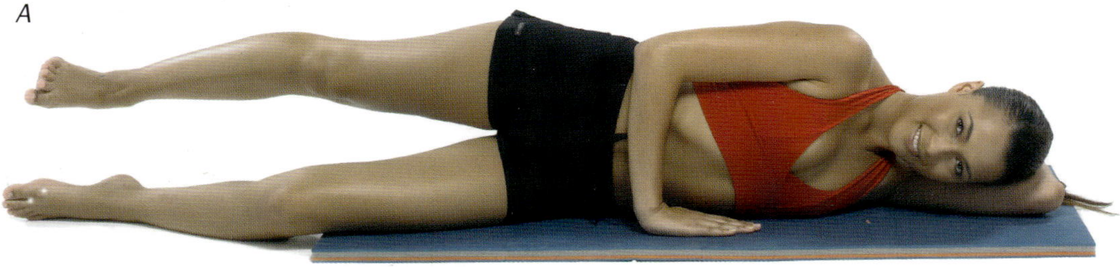

B

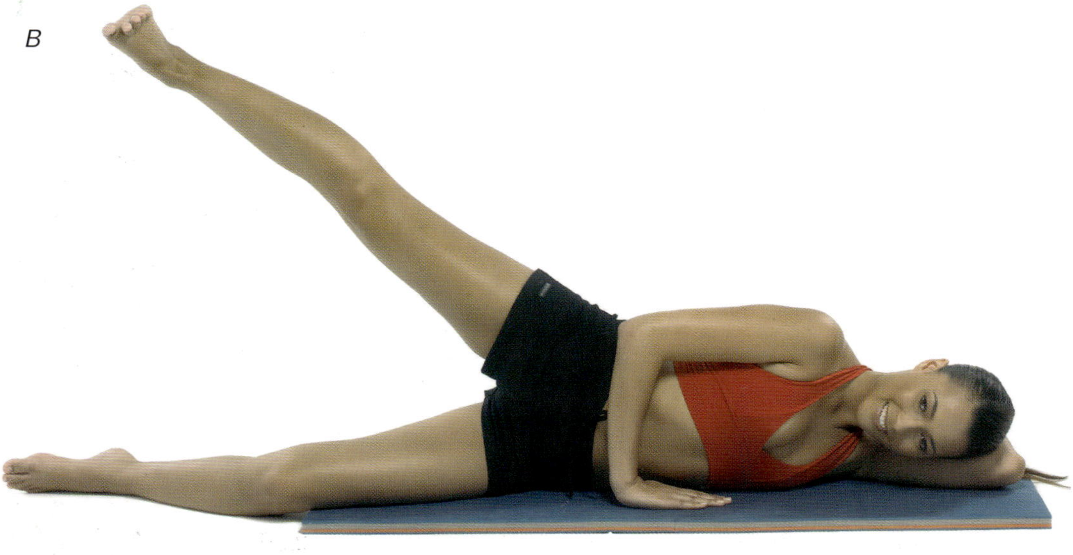

A-B: Die Ausgangsposition und die Endposition.

Als Variante können Sie diese Muskelgruppe auch im Stand trainieren, wodurch die stabilisierende Muskulatur des Standbeins mitgekräftigt wird. Befestigen Sie ein Stretchband um einen tiefen Gegenstand, verknoten es und legen die Schlaufe großflächig um den äußeren Fuß. Das Standbein ist leicht gebeugt und das Übungsbein geringfügig nach außen angehoben, damit das Band in Spannung ist. Führen Sie nun das gestreckte Bein gegen den Widerstand des Bandes weit nach außen, halten kurz die Endposition und führen dann das Bein wieder in die Ausgangsposition zurück. Wenn Sie die Übung freihändig ausführen, wird die Aktivität der Standbeinmuskulatur vergrößert. Dann kann der Zug jedoch nur mit weniger Kraft ausgeführt werden, wodurch sich die Aktivität der äußeren Oberschenkelmuskulatur verringert.

Sie können die Variante im Stand mit oder ohne Stretchband auf einem Therapiekreisel ausführen. Durch diese Variante wird die Aktivität der Standbeinmuskulatur intensiviert und die Koordination gefördert.

Eine weitere Alternative ist es, den Fuß gegen einen Widerstand zu spannen. Sie können die Fußaußenseite gegen einen Gegenstand, z. B. einen Türrahmen, legen und dann das Bein mit maximaler Kraft gegen den Widerstand spannen. Führen Sie die Übung in zwei bis drei Höhen aus, um unterschiedliche Muskelanteile zu aktivieren.

C

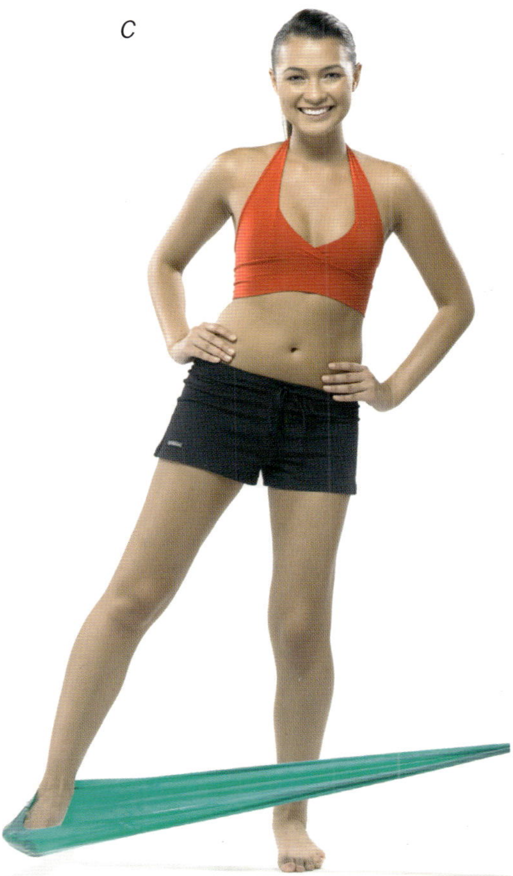

D

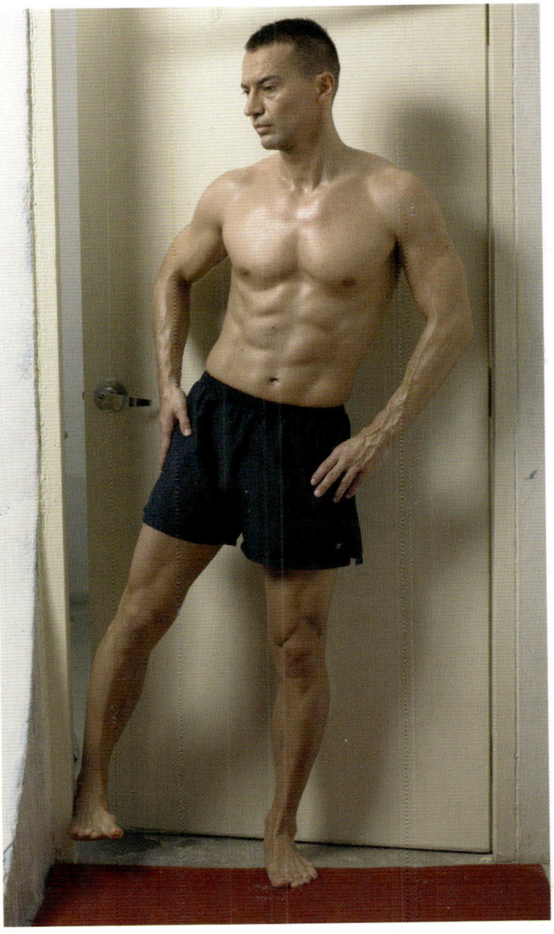

C: Die Übung mit Stretchband.
D: Die statische Übung.

K 34: Fersen anheben

Kräftigung:
★★ Wadenmuskulatur

Ausgangsposition:
Sie stehen gerade, die Füße sind hüftbreit auseinander und nach vorne gerichtet. Die Arme sind in die Hüften gestemmt. Spannen Sie die Bauch- und die Gesäßmuskulatur an.

Übungsdurchführung:
Bewegen Sie die Fersen so hoch wie möglich. Die Endposition halten Sie für etwa drei Sekunden, wobei Sie die Wadenmuskulatur mit maximaler Kraft anspannen und gleichmäßig atmen. Dann senken Sie die Fersen, ohne sie abzustellen, damit die Muskulatur in Spannung bleibt. Führen Sie die Übung ohne Schwung aus, da die Bewegung ausschließlich über die Kraft der Wadenmuskulatur erfolgen muss.

Variante:
Wenn Sie die Übung auf einer Treppenstufe oder einem großen Buch ausführen, haben Sie einen größeren Bewegungsspielraum. Fortgeschrittene führen die Übung einbeinig aus.
Sie können bei der Übung auch die Schienbeinmuskulatur mittrainieren, indem Sie abwechselnd die Fersen und die Zehen anheben. Für diese Übungsvariante eignet sich der Einsatz eines Therapiekreisels.

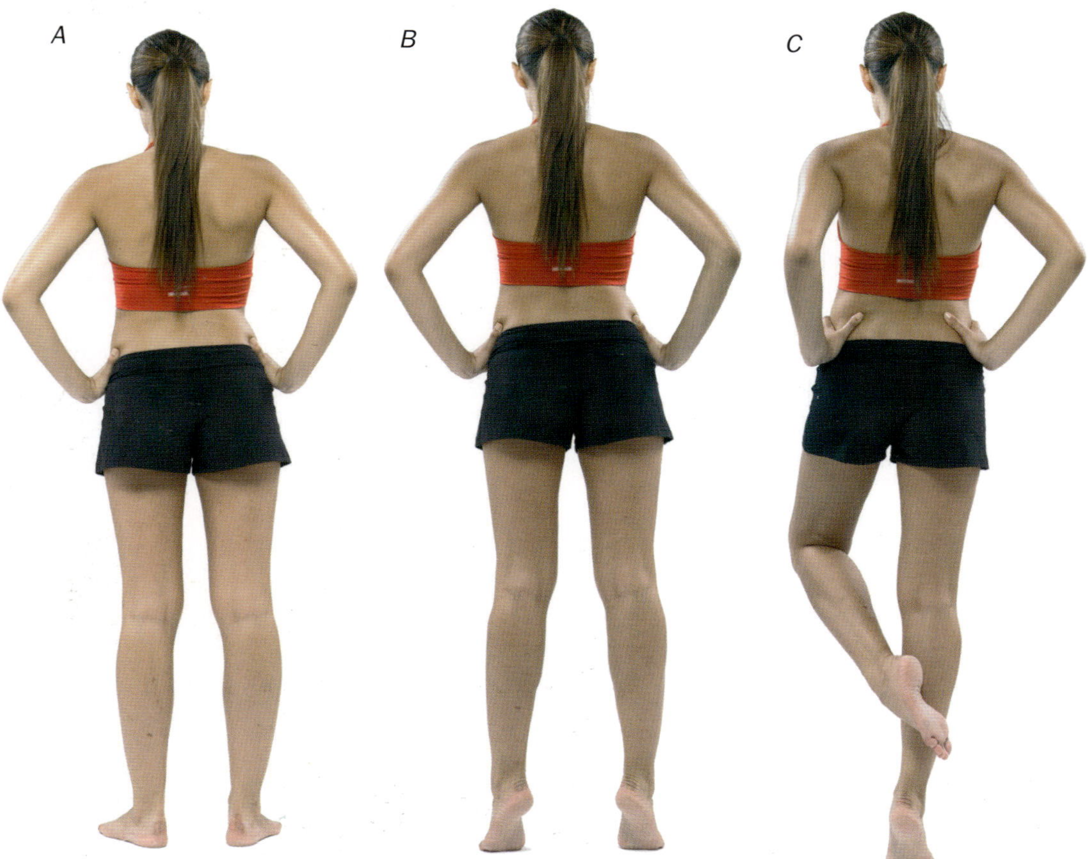

A-B: Die Ausgangsposition und die Endposition.
C: Die einbeinige Ausführung.

7. Ganzkörperübungen

K 35: Unterarmstütz (Plank)

Kräftigung:
★★ vordere Bauchmuskulatur
★ seitliche Bauch-, Schulter-, vordere Oberschenkel- und untere Rückenmuskulatur

Ausgangsposition:
Sie befinden sich in Bauchlage, die Zehen sind aufgestellt. Stützen Sie sich mit den Unterarmen so ab, dass sich die Ellbogen unter den Schultergelenken befinden. Spannen Sie die Bauchmuskulatur an.

Übungsdurchführung:
Drücken Sie den Oberkörper nach oben, bis der Rücken gerade ist und die Beine gestreckt sind. Spannen Sie die Füße und Ellbogen zueinander und konzentrieren Sie sich auf die Aktivität der Bauchmuskulatur. Die Endposition wird 20-40 Sekunden gehalten. Achten Sie dabei auf eine gleichmäßige Atmung und darauf, dass der Oberkörper nicht ins Hohlkreuz sinkt. Die statische Ausführung über mehrere Sekunden entspricht der Ausführung eines Satzes bei den dynamischen Übungen.

Variante:
Fortgeschrittene heben abwechselnd ein Bein an und halten es kurz in der Endposition.
Weit Fortgeschrittene stellen die Zehen auf einem Gymnastikball auf. Um diese Ausführung zu lernen, können Sie zuerst den Gymnastikball in ein Wandeck legen, damit er nicht wegrutschen kann.

A

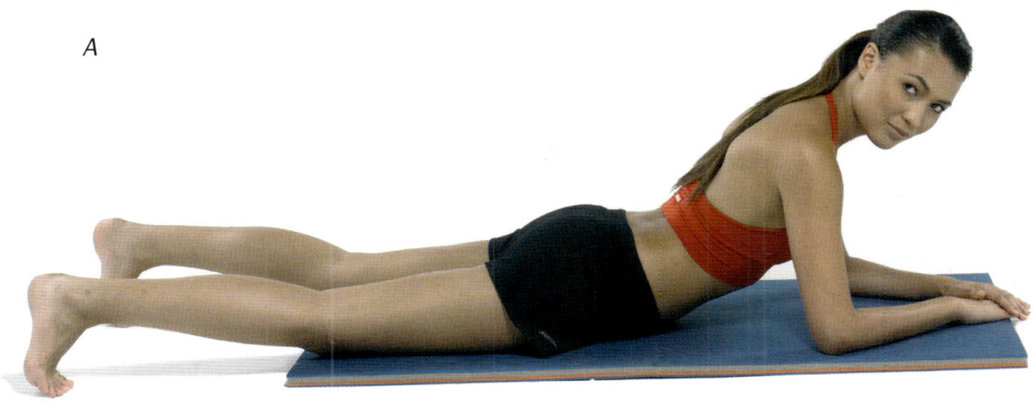

B

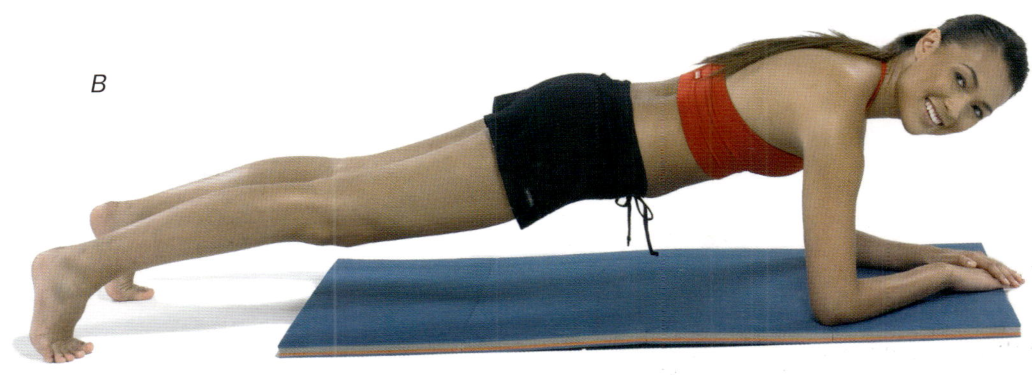

A-B: Die Ausgangsposition und die Endposition.

K 36: Seitlicher Unterarmstütz (Lateral Plank)

Kräftigung:

★★ seitliche Bauchmuskulatur

★ vordere Bauch-, äußere Oberschenkel-, untere Rücken- und Schultermuskulatur

A

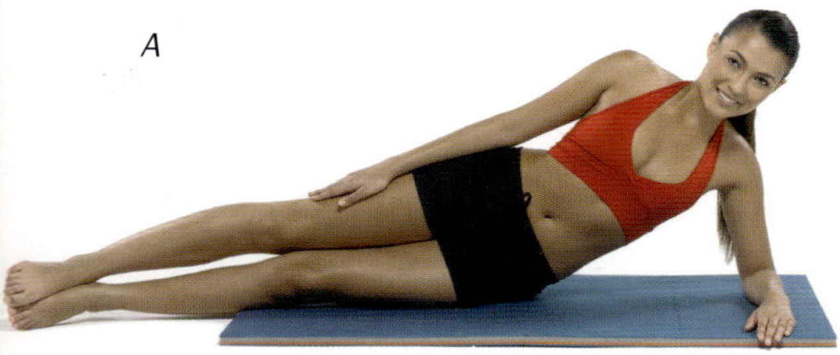

B

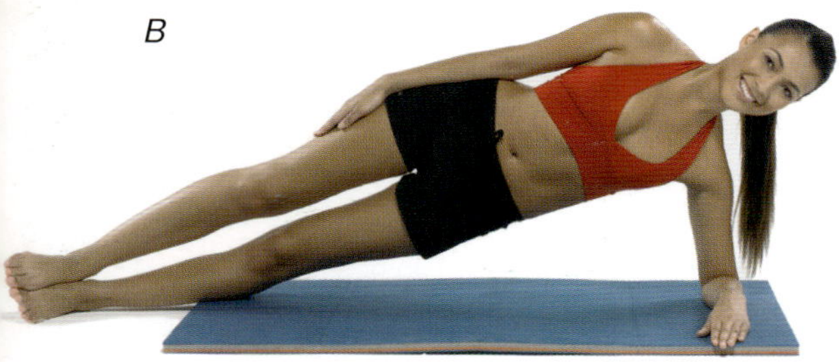

Ausgangsposition:
Sie befinden sich in Seitenlage, der Unterarm ist unterhalb der Schulter aufgesetzt. Das Becken und das untere Bein sind auf dem Boden abgelegt. Bringen Sie Unterarm und Fuß zueinander in Spannung.

Übungsdurchführung:
Heben Sie das Becken und den Oberschenkel an, so dass nur noch die Fußaußenseite den Boden berührt. Halten Sie kurz die Endposition und bewegen Sie dann das Becken nach unten, ohne es abzulegen. Anschließend wiederholen Sie die Übung. Achten Sie auf eine gleichmäßige Atmung und vermeiden Sie Ausweichbewegungen durch ein Verdrehen des Oberkörpers.

Variante:
Sie können die Übung intensivieren, indem Sie das obere Bein anheben und den oberen Arm über den Kopf strecken.
Vereinfachen können Sie die Übung, wenn Sie das untere Knie während der Übungsdurchführung auf dem Boden abgelegt lassen.
Weit Fortgeschrittene führen die Übung auf einem Gymnastikball aus, wobei der untere Fuss auf dem Ball aufliegt.

C

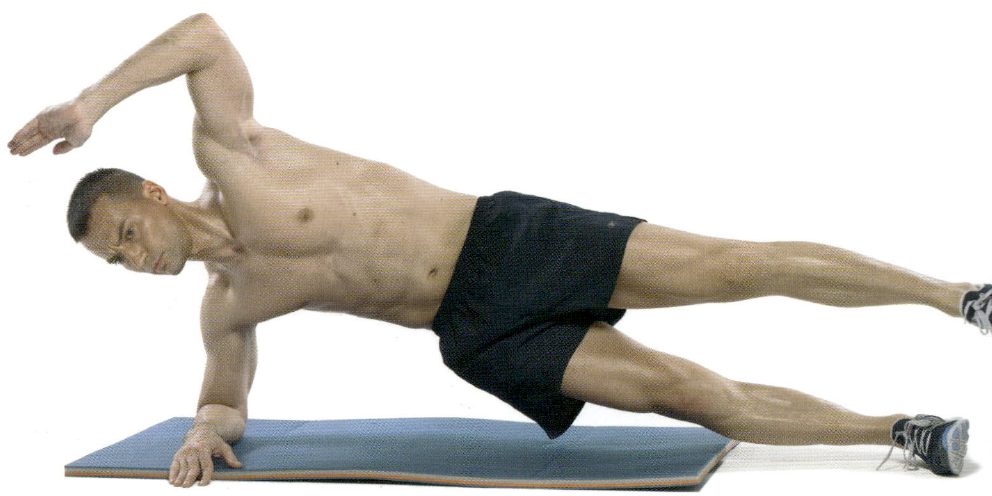

A-B: Die Ausgangsposition und die Endposition.
C: Intensivierung mit Arm und Bein anheben.

K 37: Rückwärtiger Unterarmstütz (Reverse Plank)

Kräftigung:
★★ Schulter-, untere Rücken- und hintere Oberschenkelmuskulatur
★ Gesäß- und Bauchmuskulatur

Ausgangsposition:
Sie befinden sich in Rückenlage, die Fersen sind aufgestellt. Stützen Sie sich mit den Unterarmen so ab, dass sich die Ellbogen unter den Schultergelenken befinden. Spannen Sie die Bauch- und die Gesäßmuskulatur an.

Übungsdurchführung:
Drücken Sie den Oberkörper nach oben, bis der Rücken gerade ist und die Beine gestreckt sind. Spannen Sie die Fersen und Ellbogen zueinander. Die Endposition wird 20-40 Sekunden gehalten. Achten Sie dabei auf eine gleichmäßige Atmung und darauf, dass der Oberkörper nicht ins Hohlkreuz sinkt. Die statische Ausführung über mehrere Sekunden entspricht der Ausführung eines Satzes bei den dynamischen Übungen.

Variante:
Fortgeschrittene heben abwechselnd ein Bein an und halten es kurz in der Endposition.
Auch können Fortgeschrittene die Fersen auf eine Ablage aufstellen.
Weit Fortgeschrittene stellen die Fersen auf einem Gymnastikball auf.

A

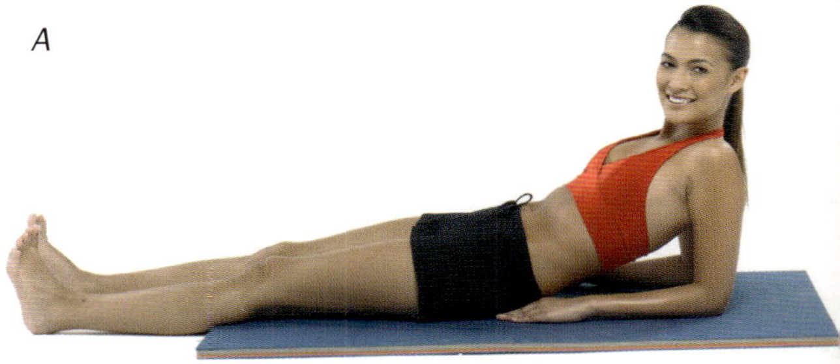

B

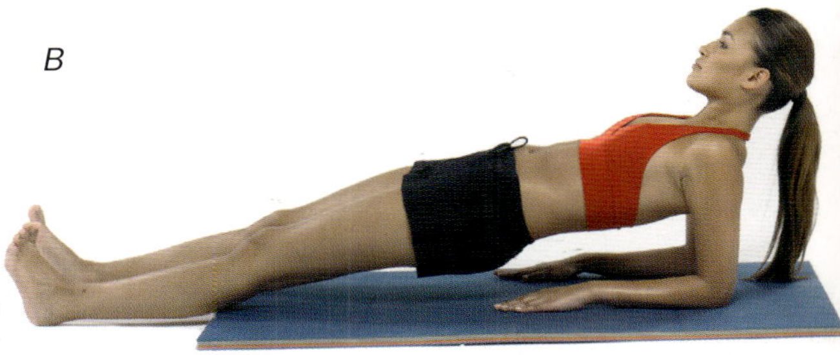

C

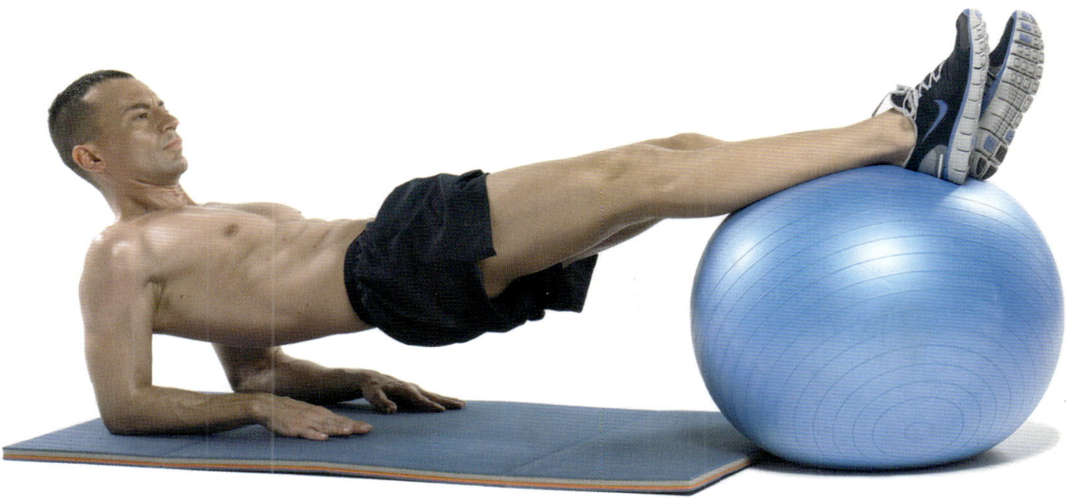

A-B: Die Ausgangsposition und die Endposition.
C: Intensivierung auf dem Gymnastikball.

Teil III: Workouts

In diesem Kapitel erfahren Sie die Grundlagen zur Trainingsplanung. Sie werden darüber informiert, wie eine Trainingsstunde in die Phasen „Aufwärmen", „Hauptteil" und „Abwärmen" einzuteilen ist. Auch lernen Sie wichtige Aufwärmübungen und Dehnübungen kennen.
Danach werden Workouts für unterschiedliche Trainingsziele vorgestellt. Sie lernen Ganzkörper-Workouts kennen und Workouts, die ein Splitt-Training ermöglichen, um die wöchentliche Trainingshäufigkeit zu erhöhen. Nutzen Sie die Workouts als Grundlage für Ihre Trainingsplanung und passen Sie diese an Ihre individuellen Bedürfnisse an.

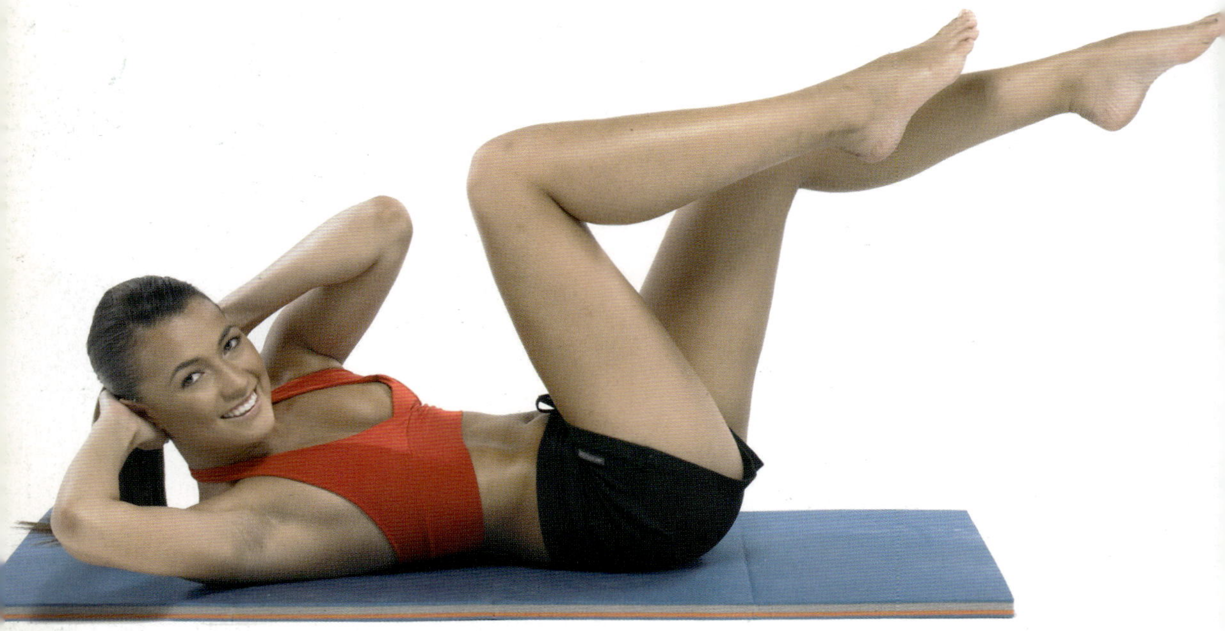

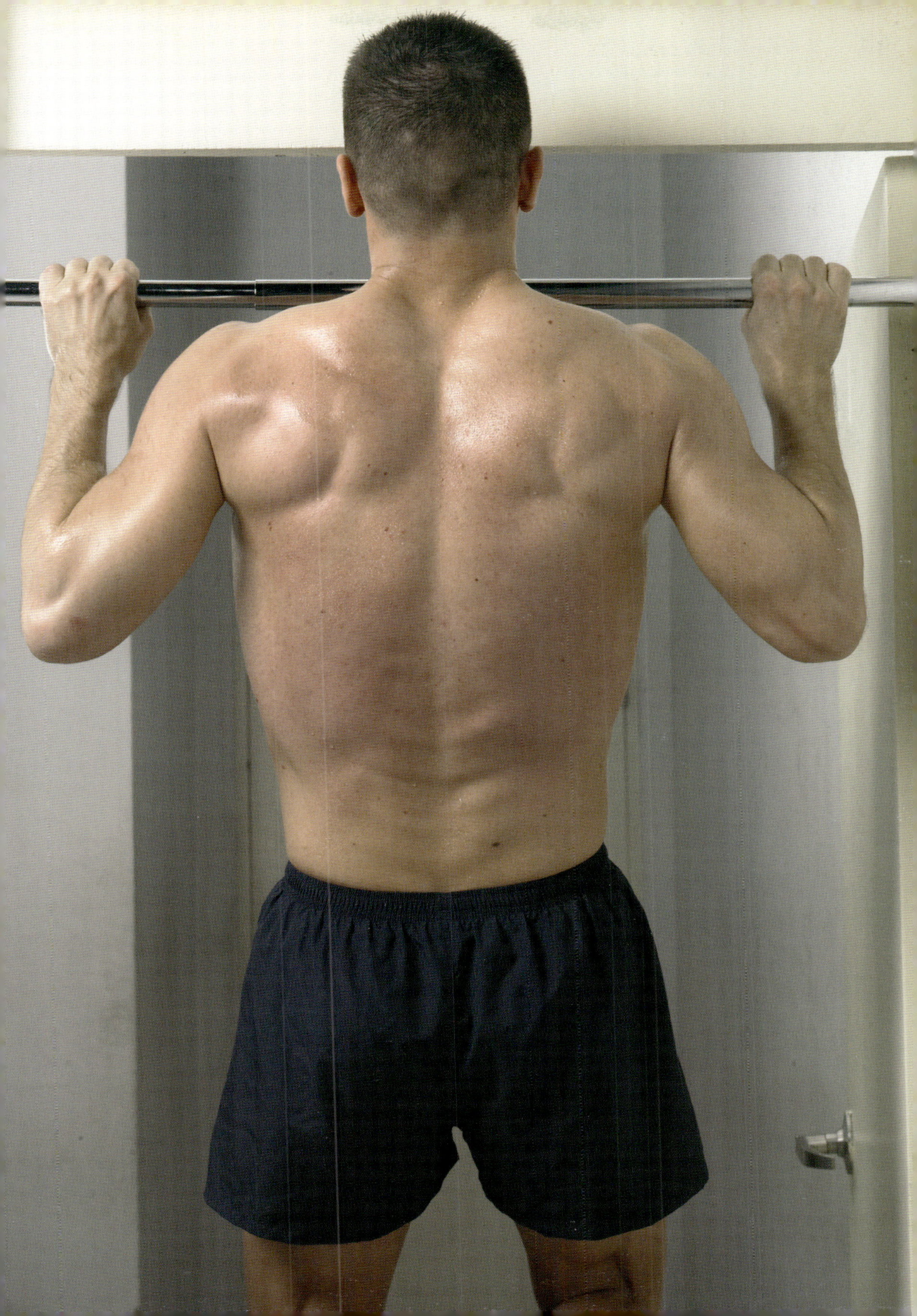

1. Aufbau eines Workouts

Jedes Training, gleich in welcher Sportart, ist in die Phasen „Aufwärmen", „Hauptteil" und „Abwärmen" gegliedert. Bauen Sie auch das Bodyweight-Training entsprechend auf. Die Dauer und die Gestaltung der Phasen sind abhängig von Schwerpunkt, Gesamtdauer und Intensität des Trainings.

Aufwärmphase

In der Aufwärmphase bereiten Sie Ihren Körper auf das Training vor. Dazu müssen Sie sich zuerst aufwärmen und sich dann dehnen.

Aufwärmübung

Beginnen Sie das Workout mit einer Aufwärmübung über die Dauer von 5-10 Minuten. Wählen Sie eine Übung, die sich in gleichmäßiger Geschwindigkeit durchführen lässt, ohne dabei außer Atem zu kommen. Vermeiden Sie Extremsituationen und führen Sie keine schnellen und ruckartigen Bewegungen aus. In dieser Phase geht es darum, den Körper auf das Training einzustimmen, und nicht darum, bereits Leistung zu erbringen. Sie können sich beispielsweise mit „Laufen auf der Stelle" und „Hampelmännern" aufwärmen (siehe S. 98-99). Als Trainingsgeräte können Sie Radergometer, Sprungseil oder Stepper nutzen.

Dehnübungen

Nachdem Sie den Körper aufgewärmt haben, beginnen Sie mit den Dehnübungen. Grundsätzlich ist es sinnvoll, zumindest zweimal wöchentlich alle Muskelgruppen zu dehnen. Empfehlenswert ist es, ein Ganzkörperprogramm aus Dehnübungen zu absolvieren (siehe S. 100-102). Am besten dehnen Sie alle Muskelgruppen und die Schwachstellen intensiv. Um die Dauer des Workouts zu verkürzen, genügt es aber auch, nur die Muskelgruppen zu dehnen, die im Workout vorrangig gekräftigt werden. Einige Personen verzichten zwecks Zeitersparnis vollständig auf das Dehnen in der Aufwärmphase. Dies ist nicht empfehlenswert, da Muskelverspannungen Bewegungseinschränkungen verursachen können, die insbesondere bei intensiven Übungen die Verletzungsgefahr erhöhen. Außerdem ist ohne vorheriges Dehnen der Körper nicht optimal auf die bevorstehende Tätigkeit vorbereitet und kann keine Höchstleistungen erbringen. Für das vorbereitende Dehnen einzelner Muskelgruppen sollten Sie eine Dauer von mindestens fünf Minuten vorsehen. Sie können diese Phase jedoch beliebig verlängern, insbesondere dann, wenn Sie Ihre Beweglichkeit gezielt verbessern möchten.

Hauptteil

Auf die Aufwärmphase folgt der Hauptteil des Fitnesstrainings. Einsteiger führen eher viele Wiederholungen der Bodyweight-Übungen mit eher geringer Intensität aus. Es geht darum, den Körper an die neuen Bewegungsformen zu gewöhnen. Auch muss erlernt werden, sich auf die ausführende Muskulatur zu konzentrieren, um optimale Ergebnisse zu erreichen.
In den ersten Trainingsmonaten orientieren sich Einsteiger bei den dynamischen Übungen an der Kraftausdauer-Methode. Wählen Sie eine solche Übungsvariante, mit der es

Ihnen gelingt, 15-20 Wiederholungen in einem Satz durchzuführen. Erreichen Sie über 20 Wiederholungen, nutzen Sie eine etwas intensivere Übungsvariante.
Nach einigen Monaten mit regelmäßigen Trainingseinheiten können Sie zwischen den Methoden „Kraftausdauer“ und „Muskelaufbau“ wählen werden. Bei der Muskelaufbau-Methode wählen Sie eine Übungsvariante, mit der es Ihnen gelingt, 8-12 Wiederholungen auszuführen. Erreichen Sie über 12 Wiederholungen, trainieren Sie mit einer etwas intensiveren Übungsvariante.
Für die statischen Übungen finden Sie bei den Übungsbeschreibungen Angaben zur Haltedauer mit maximaler Anspannung. Versuchen Sie, diese Zeitangaben durch Schätzen oder lautloses Mitzählen ungefähr zu erreichen. Die Angaben sind jedoch nicht so zu verstehen, dass Sie diese genau mit einer Uhr kontrollieren müssen.
Im Bodyweight-Training ist zwar die Abstimmung der Wiederholungen etwas schwieriger als im Training mit Gewichten, aber auch im Bodyweight-Training können bei den meisten Übungen die beabsichtigten Wiederholungszahlen ziemlich genau erreicht werden. Generell sind die Angaben nur als Richtwerte zu verstehen, um die gewünschten Trainingseffekte „Kraftausdauer“ oder „Muskelaufbau“ zu erreichen. Weitere Informationen zu den Trainingsmethoden finden Sie auf den Seiten 32-39.

Abwärmphase

In der Abwärmphase wird das Training mit dem Abwärmen und einigen Dehnübungen für die beanspruchten Muskelgruppen abgeschlossen.

Abwärmübung

Nach einer Trainingseinheit sollten Sie sich abwärmen, um die Muskulatur zu lockern. Außerdem hilft dies dem Körper, schnell zu regenerieren. Bewegen Sie sich dazu in einem langsamen Tempo einige Minuten lang, ohne sich anzustrengen. Gut eignen sich Bewegungen, die Sie mit langsamer und gleichmäßiger Geschwindigkeit ausführen können, wie beispielsweise Walken oder langsames Laufen, was auch auf der Stelle oder in einem kleinen Kreis möglich ist. Führen Sie die Übung für eine Dauer von etwa fünf Minuten aus.

Dehnübungen

Zum Abschluss Ihres Workouts empfiehlt es sich, noch einige Dehnübungen für die beanspruchte Muskulatur auszuführen. Dazu genügt die Ausführung der 1. Dehnphase. Einige Aktive verzichten jedoch zur Zeitersparnis auf das Dehnen, was am nächsten Tag dazu führen kann, dass sich die Muskulatur deutlich verspannt anfühlt.
Bewegen Sie sich dabei in keine extremen Dehnpositionen, da die Muskulatur ermüdet ist und deshalb zu Krämpfen neigt. Halten Sie die Dehnposition 10-20 Sekunden lang und erweitern Sie danach die Position nicht mehr. Das Dehnen am Trainingsende dient dazu, Verspannungen in der Muskulatur zu lösen, die Regenerationsprozesse zu beschleunigen und zu verhindern, dass sich die Muskulatur verkürzt.

Aufwärm- und Ausdauerübungen

In der Aufwärmphase machen Sie eine oder mehrere Übungen über eine Gesamtdauer von 5-10 Minuten. Sie können beispielsweise die Übungen „Laufen auf der Stelle“ oder „Jumping Jacks“ nutzen.
Ist es das Ziel, auch die Ausdauer zu fördern, bieten sich als Erweiterung des Trainingsprogramms „Mountain Climbers“ und „Burpees“ an.

Laufen auf der Stelle

Wenn Sie keinen Platz zum Joggen im Trainingsraum haben, können Sie die Bewegungen auch auf der Stelle ausführen. Dazu laufen Sie im lockeren Tempo, ohne sich von der Stelle fortzubewegen.
Sie können die Übung intensivieren, indem Sie locker auf der Stelle laufen und immer nach zwei Schritten einen Oberschenkel anziehen und gleichzeitig den Ellbogen der anderen Seite zum Oberschenkel bringen.

Hampelmänner (Jumping Jacks)

Sie stehen gerade, die Hände hängen locker an den Körperseiten, die Handflächen weisen zu den Oberschenkeln. Beugen Sie die Beine etwas, springen vom Boden ab und kommen dann mit seitlich abgespreizten Füßen wieder auf dem Boden auf. Gleichzeitig klatschen Sie die Hände über dem Kopf zusammen. Nun springen Sie wieder vom Boden ab und kommen schließlich in der Ausgangsposition auf.

Ausfallsprünge im Liegestütz (Mountain Climbers)

Sie befinden sich in Liegestützposition. Die Hände sind unter den Schultern, die Füße sind aufgestellt, der Körper ist gerade und der Kopf geringfügig angehoben. Springen Sie abwechselnd mit dem rechten und linken Fuß seitlich nach vorne, ohne die Handstellung zu verändern.

A

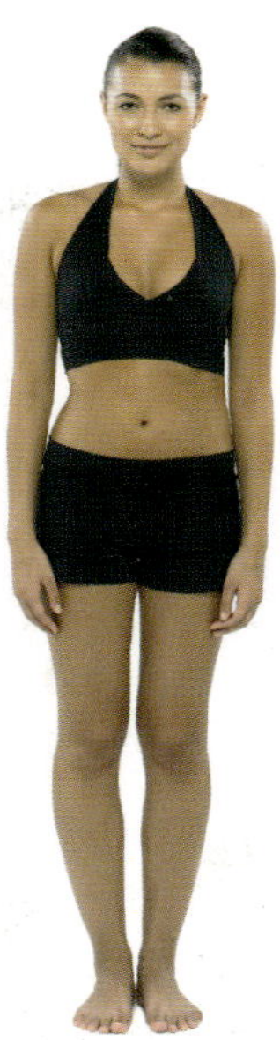

B

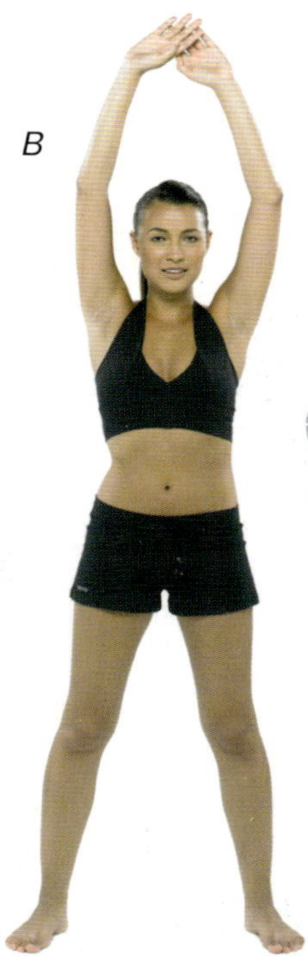

C

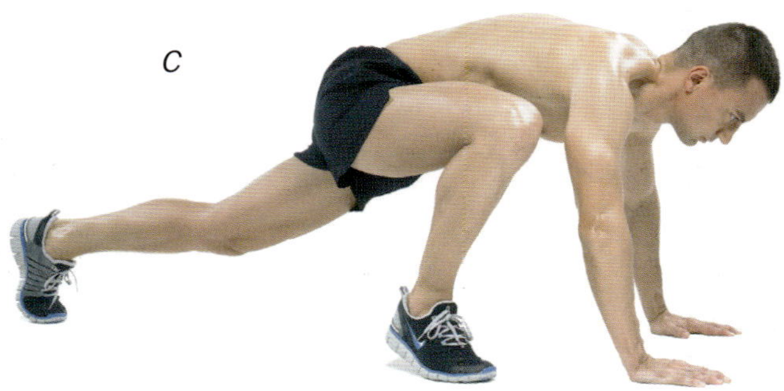

D

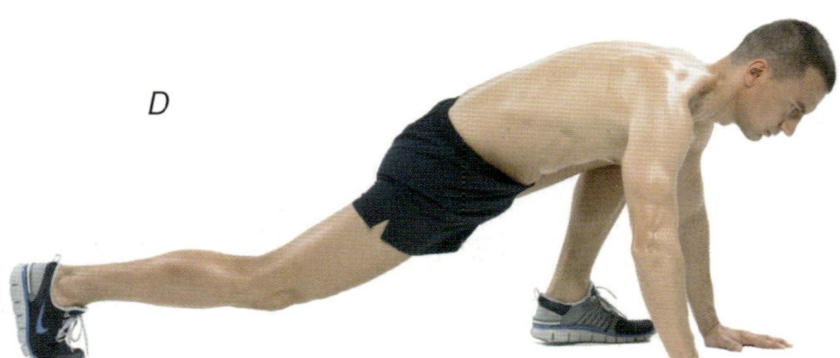

A-B: Jumping Jacks
C-D: Mountain Climbers

Kniebeugen und Liegestütze kombiniert (Burpees)

Die Ausgangsstellung ist der gerade Stand. Gehen Sie zuerst in die Kniebeuge und bringen die Hände vor sich auf den Boden. Nun springen Sie mit den Füßen nach hinten in die Liegestützposition und machen einen Liegestütz. Danach springen Sie mit den Füßen wieder vor in die Kniebeuge und springen schließlich in die Ausgangsposition zurück. Anschließend wiederholen Sie die Übung.

Es gibt zahlreiche Möglichkeiten, die Burpees noch zu intensivieren. Beispielsweise können Sie beim Hochspringen die Arme über den Kopf reisen oder statt der Liegestütze die indischen Liegestütze ausführen (siehe S. 44-45).

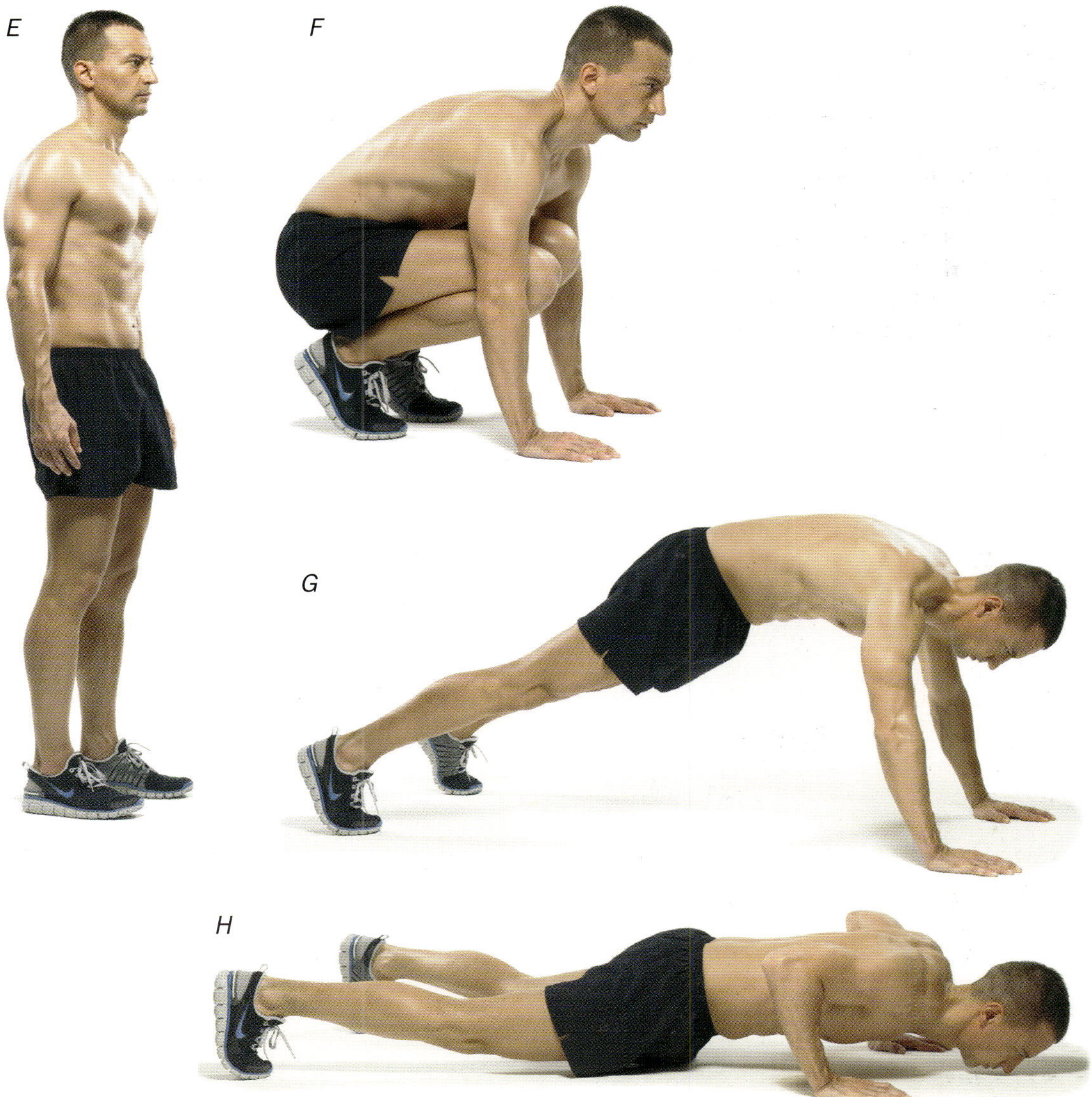

E-H: Der Bewegungsablauf

Ganzkörper-Dehnprogramm

Sie können dieses Ganzkörper-Dehnprogramm benutzen, um sich auf das Training vorzubreiten. Sie können aber auch die Dauer verkürzen, indem Sie nur die Muskelgruppen dehnen, die im Haupttrainingsteil vorrangig trainiert werden. Führen Sie jede Dehnübung des Ganzkörper-Programms einmal aus, bei deutlich verspannter Muskulatur zweimal. Dehnen Sie immer die linke und die rechte Körperseite.

Achten Sie beim Dehnen darauf, dass Sie gleichmäßig atmen, sich auf die Zielmuskulatur konzentrieren und diese entspannen. Zuerst nehmen Sie vorsichtig eine Position ein, in der Sie einen leichten Dehnreiz spüren. Halten Sie diese Stellung für etwa 20 Sekunden und entspannen Sie bewusst den Muskel. Die Dehnspannung sollte nach kurzer Zeit etwas nachlassen. Auch wenn Sie das nicht spüren, sollten Sie sich in der Position wohl fühlen und entspannen können. Ist dies nicht der Fall, müssen Sie etwas nachgeben und die Spannung verringern. Anschließend erweitern Sie die Position, bis Sie einen erneuten Reiz spüren. Halten Sie auch diese Position für etwa 20 Sekunden. Zum Abschluss bewegen Sie sich vorsichtig aus der Dehnposition heraus.

Ausführliche Informationen zum Dehnen und weitere Dehnübungen finden Sie in dem Buch „Best Stretching – Dehnübungen für alle Sportarten" (Delp 2005).

A: Dehnung der Hals- und Nackenmuskulatur. Legen Sie den Kopf zur linken Seite ab und ziehen Sie den rechten Arm nach unten. Die Dehnung können Sie intensivieren, indem Sie mit der linken Hand über den Kopf greifen und ihn nach unten drücken.

B: Dehnung der Brust- und der vorderen Oberarmmuskulatur. Sie stehen aufrecht, die Beine sind hüftbreit auseinander und die Arme sind U-förmig angehoben. Schieben Sie den Brustkorb vor und bewegen Sie die Arme gleichzeitig nach hinten, bis Sie einen leichten Dehnreiz spüren.

A

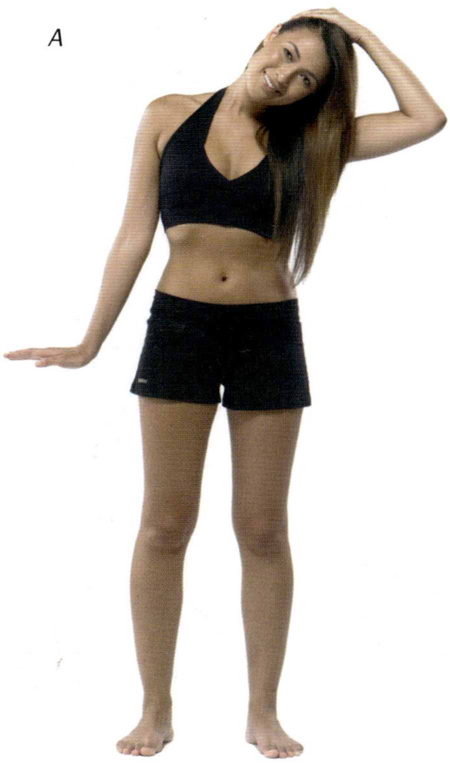

B

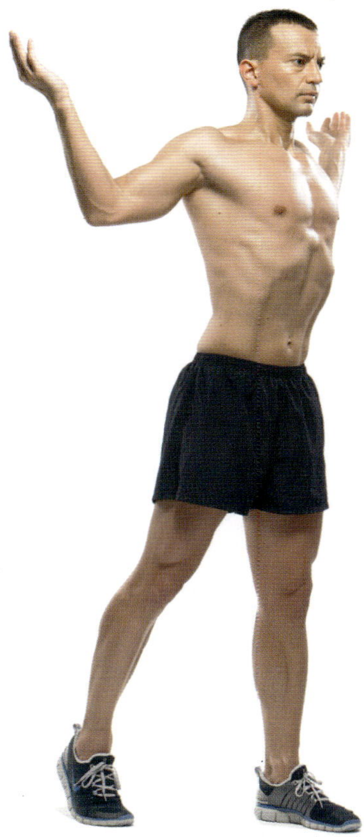

C: Dehnung der Schulter-, der hinteren Oberarm- und der oberen Rückenmuskulatur. Sie stehen aufrecht und halten den rechten Arm in Schulterhöhe vor dem Körper. Mit der linken Hand fassen Sie oberhalb des Ellbogens und drücken so den rechten Arm am Kopf vorbei seitlich nach hinten, bis Sie einen leichten Dehnreiz spüren.

D: Dehnung der Schulter-, der Brust- und der Armmuskulatur. Der rechte Unterarm hängt hinter dem Kopf nach unten, wobei sich der Oberarm etwa in senkrechter Position befindet. Nun drücken Sie mit der linken Hand gegen den rechten Ellbogen und schieben so den Arm gerade nach unten.
Nachdem Sie in der ersten Position gedehnt haben, halten Sie den Arm in dieser Stellung. Danach führen Sie langsam den linken Unterarm hinter dem Rücken von unten nach oben, bis sich beide Hände greifen können.

E: Dehnung der Bauch- und der Rückenmuskulatur. Sie liegen auf dem Rücken mit seitlich nach oben gestreckten Armen und angezogenen Beinen. Bewegen Sie nun die Beine zu einer Seite, bis Sie einen leichten Dehnreiz spüren. Sie intensivieren die Übung, indem Sie die Knie weiter zum Oberkörper ziehen.

F: Dehnung der hinteren Oberschenkel-, der Gesäß- und der Wadenmuskulatur. Sie liegen auf dem Rücken und drücken ein Knie mit den Händen zum Brustkorb, bis Sie eine leichte Dehnspannung spüren. Das andere Bein bleibt auf dem Boden liegen.
Nachdem Sie sich in der Position gedehnt haben, bewegen Sie das angehobene Bein etwas nach unten und greifen nun unterhalb der Kniekehle. Stabilisieren Sie den Oberschenkel in dieser Position und bewegen Sie den Unterschenkel nach oben.

C

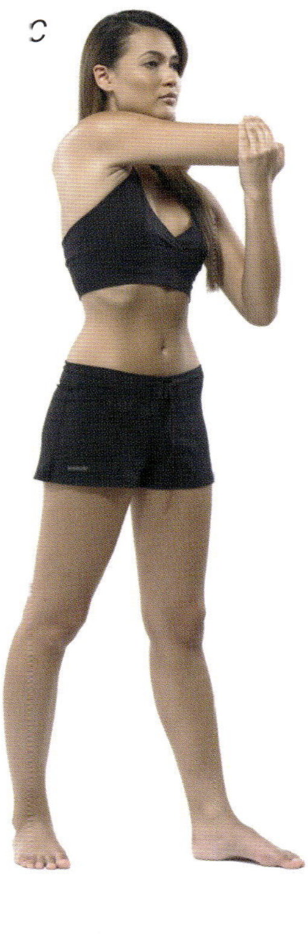

D

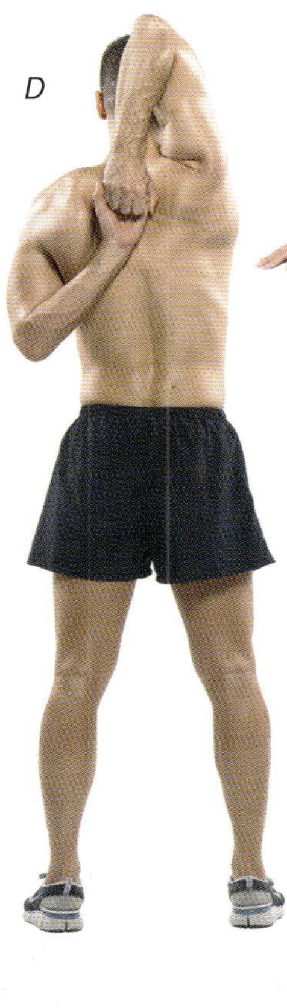

E

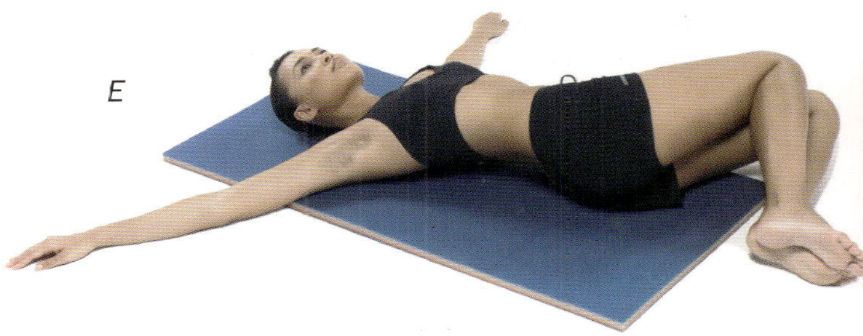

F

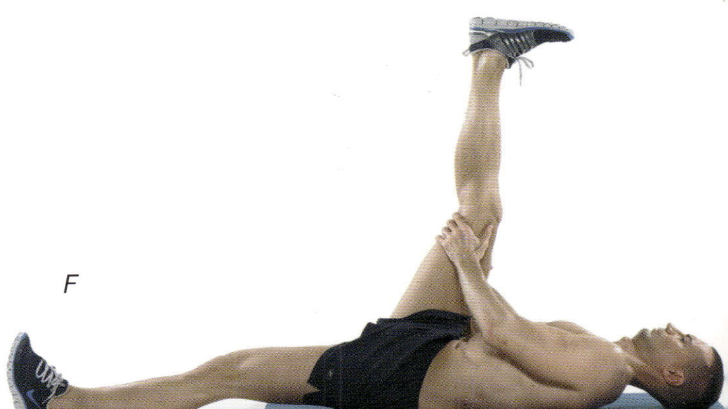

G: Dehnung der Hüftbeuge- und der vorderen Oberschenkelmuskulatur. Sie befinden sich in Seitenlage. Bringen Sie ein Bein aus eigener Kraft so weit wie möglich zum Gesäß. Greifen Sie den Fuß und ziehen Sie ihn weiter in Richtung Gesäß, bis Sie einen leichten Dehnreiz spüren. Drücken Sie dabei bewusst die Hüfte nach vorne.

H: Dehnung der inneren Oberschenkelmuskulatur. Sie sitzen aufrecht, die Fußsohlen liegen aneinander und die Knie zeigen nach außen. Ziehen Sie die Füße so weit wie möglich zum Gesäß und schieben Sie die Hüfte nach vorne. Entspannen Sie die Beine und lassen Sie sie sinken, bis Sie einen leichten Dehnreiz spüren. Mit den Ellbogen oder den Händen können Sie den Druck nach unten verstärken.

I: Dehnung der Gesäß- und der äußeren Oberschenkelmuskulatur. Sie sitzen mit nach vorne gerichteten Beinen auf dem Boden. Nehmen Sie den rechten Fuß in die Hände und ziehen Sie so den Unterschenkel an, bis Sie eine leichte Dehnspannung spüren. Dabei bewegt sich das Knie nach außen.

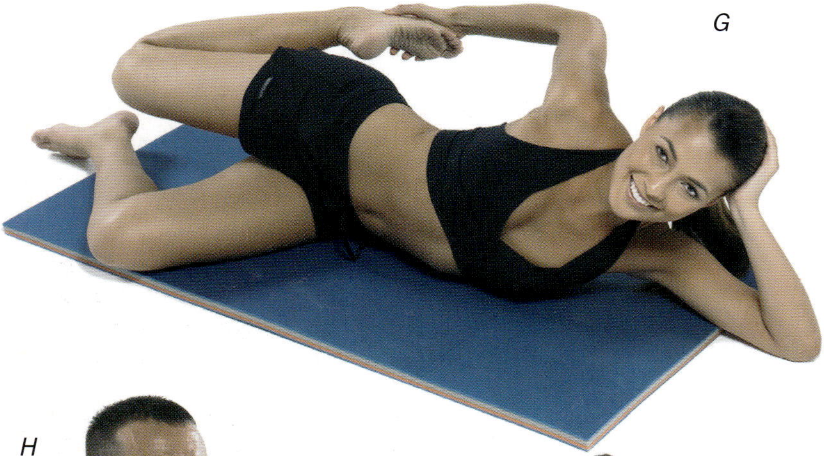

G

H

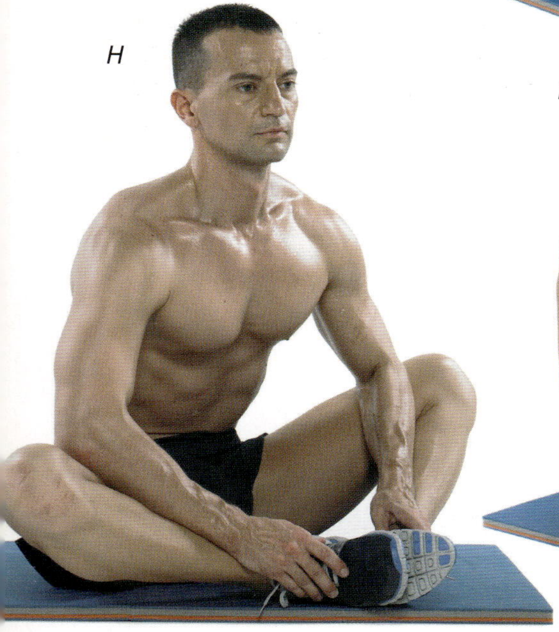

I

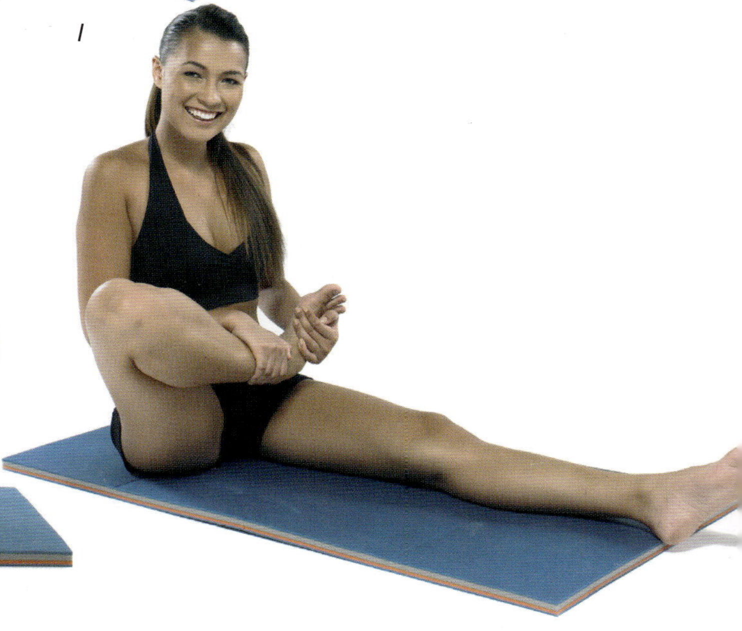

2. Ausgewählte Workouts

Auf den folgenden Seiten werden Workouts vorgestellt, mit denen Sie Ihren Körper effektiv trainieren können. Die Ganzkörper-Workouts A oder E können Sie zwei- bis dreimal wöchentlich absolvieren. Zwischen den Trainingseinheiten pausieren Sie 1-2 Tage, um den Körper zu regenerieren. Die Split-Programme ermöglichen es Ihnen, häufiger zu trainieren, da immer andere Muskelgruppen aktiviert werden. Sie können beispielsweise an den Tagen 1 und 4 das Workout B ausführen, an den Tagen 2 und 5 das Workout C und an den Tagen 3 und 6 das Workout D.

Beachten Sie, dass Sie das gleiche Workout nicht an 2 Tagen hintereinander ausführen. Auch empfiehlt es sich, an einem Tag in der Woche vollständig zu pausieren, insbesondere dann, wenn Sie an den anderen Wochentagen intensiv trainieren. Achten Sie darauf, dass Sie nach einem Trainingszyklus von 6-12 Wochen Umstellungen am Programm vornehmen, damit der Körper immer neu gefordert wird und keine Leistungsstagnation eintritt.

Zu den Workouts

Die Workouts sind so zusammengestellt, dass mit möglichst wenigen Übungen und somit geringer Zeitspanne die Trainingsziele verwirklicht werden. Sie können die Workouts mit Übungen aus diesem Buch erweitern, um die Anforderungen zu steigern.

Einsteiger führen für jede Übung im Workout 2 Sätze aus; Fortgeschrittene 3 Sätze. Für jede Übung finden Sie in diesem Buch zahlreiche Variationen und Intensivierungen. Wählen Sie eine solche Übungsvariante, mit der Sie die angegebene Wiederholungszahl erreichen. Beispielsweise wählen Einsteiger bei der Übung „K 1: Liegestütz" die Standart-Variante oder Liegestütze auf den Knien, um 15-20 Wiederholungen zu erreichen. Fortgeschrittene hingegen nutzen eine der zahlreichen Intensivierungsmöglichkeiten für die Liegestütze.

Nutzen Sie die Workouts als Grundlage für Ihr Training und passen Sie sie mit wachsender Trainingserfahrung an Ihre individuellen Bedürfnisse an. Beachten Sie bei der Zusammenstellung von eigenen Workouts, dass jede Muskelgruppe zumindest einmal pro Woche intensiv gekräftigt werden muss, um das Leistungsniveau aufrecht zu erhalten.

Workout A: Ganzkörper Basic

Aufwärmübung und Dehnen
1. K 1: Liegestütz oder K 5: Pressen der Handflächen
2. K 11: Ruderzug (Einsteiger) oder K 7: Klimmzug (Fortgeschrittene)
3. K 26: Beidbeinige Kniebeuge oder K 24: Kniebeuge im Ausfallschritt
4. K 29: Schulterbrücke oder K 27: Fersendrücken in Rückenlage
5. K 13: Crunch oder K 16: Schwebesitz
6. K 36: Seitlicher Unterarmstütz oder K 20: Körper anheben in Seitenlage
7. K 8: Arme und Beine anheben oder K 10: Oberkörper aufrichten
Abwärmübung und Dehnen

Einsteiger	2 Sätze	15-20 Wdh. je Satz
		Statische Übung K 8: 20-40 Sek. halten je Satz
Fortgeschrittene	3 Sätze	8-12 Wdh. oder 15-20 Wdh. je Satz
		Statische Übung K 8: 50-60 Sek. halten je Satz

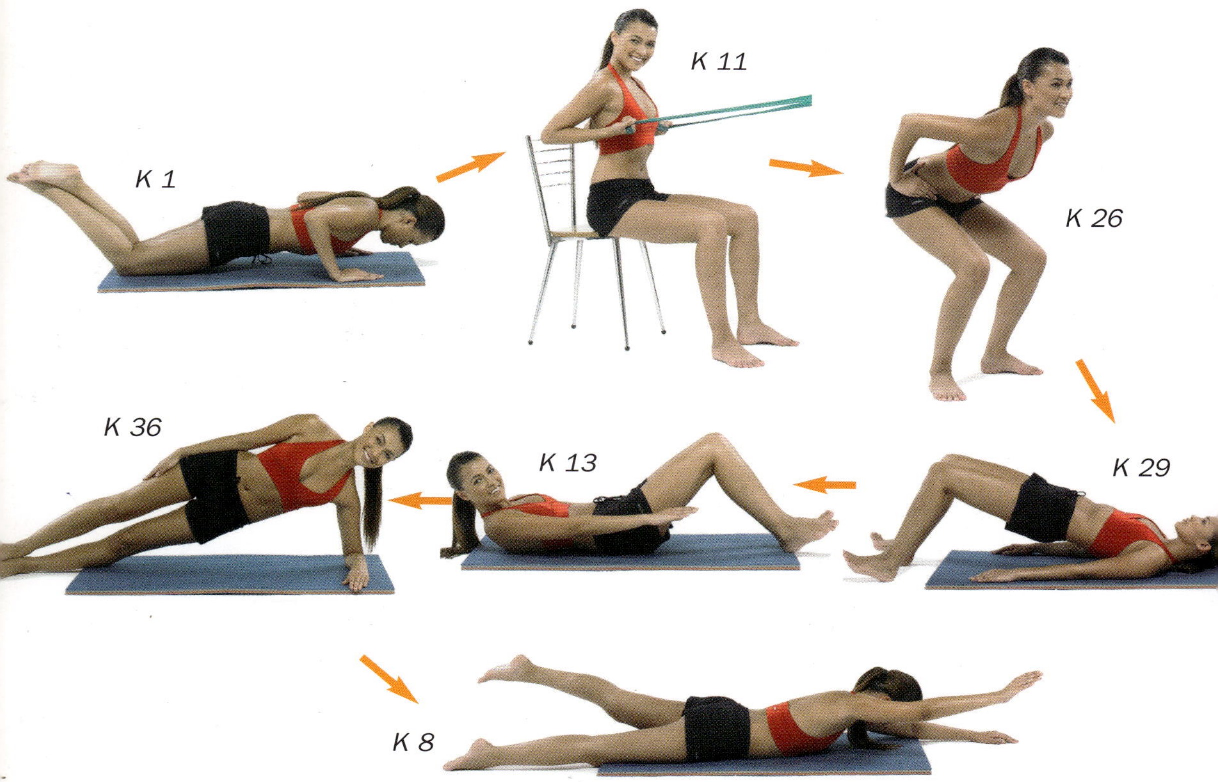

Workout A

K 1, K 11, K 26, K 29, K 13, K 36, K 8

Workout B: Oberkörper

Aufwärmübung und Dehnen	
1. K 1:	Liegestütz
2. K 2:	Handstandliegestütz oder K 3: Indischer Liegestütz
3. K 7:	Klimmzug (Fortgeschrittene) oder K 11: Ruderzug (Einsteiger)
4. K 12:	Armspannung oder K 7: Klimmzug mit engem vorzeigendem Griff
5. K 6:	Dips oder K 4: Beinheben im Stütz
6. K 35:	Unterarmstütz oder K 15: Käfer
7. K 37:	Rückwärtiger Unterarmstütz oder K 8: Arme und Beine anheben
Abwärmübung und Dehnen	

Einsteiger	2 Sätze	15-20 Wdh. je Satz
		Statische Übungen K 35 + K 37: 20-30 Sek. halten je Satz
Fortgeschrittene	3 Sätze	8-12 Wdh. oder 15-20 Wdh. je Satz
		Statische Übungen K 35 + K 37: 30-40 Sek. halten je Satz

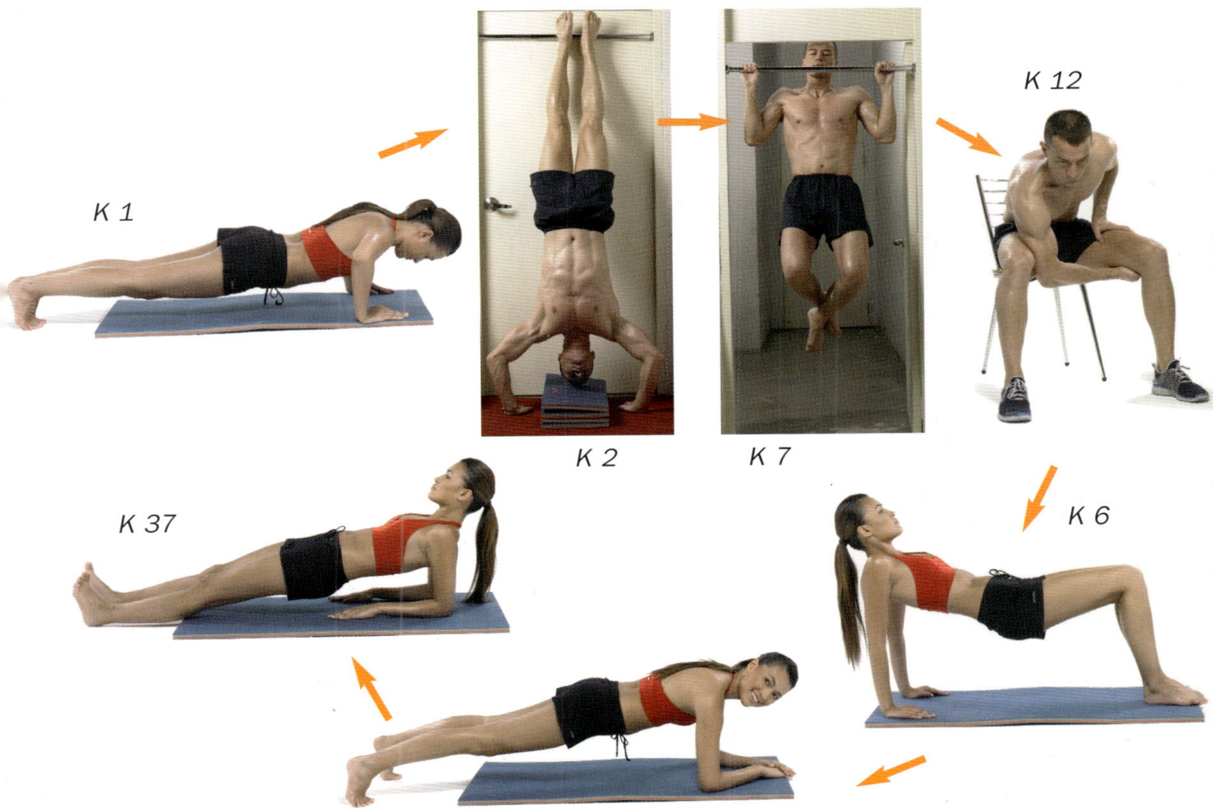

Workout B
K 1, K 2, K 7, K 12, K 6, K 35, K 37

Workout C: Beine-Po

Aufwärmübung und Dehnen
1. K 24: Kniebeuge im Ausfallschritt oder K 23: Wandsitz
2. K 25: Einbeinige Kniebeuge mit rückzeigendem Bein oder K 22: Pistol
3. K 28: Unterschenkel anziehen oder K 27: Fersendrücken in Rückenlage
4. K 32: Bein anziehen in Seitenlage oder im Stand
5. K 33: Bein abspreizen in Seitenlage oder im Stand
6. K 34: Fersen anheben beidbeinig oder einbeinig
Abwärmübung und Dehnen

Einsteiger	2 Sätze	15-20 Wdh. je Satz
Fortgeschrittene	3 Sätze	8-12 Wdh. oder 15-20 Wdh. je Satz

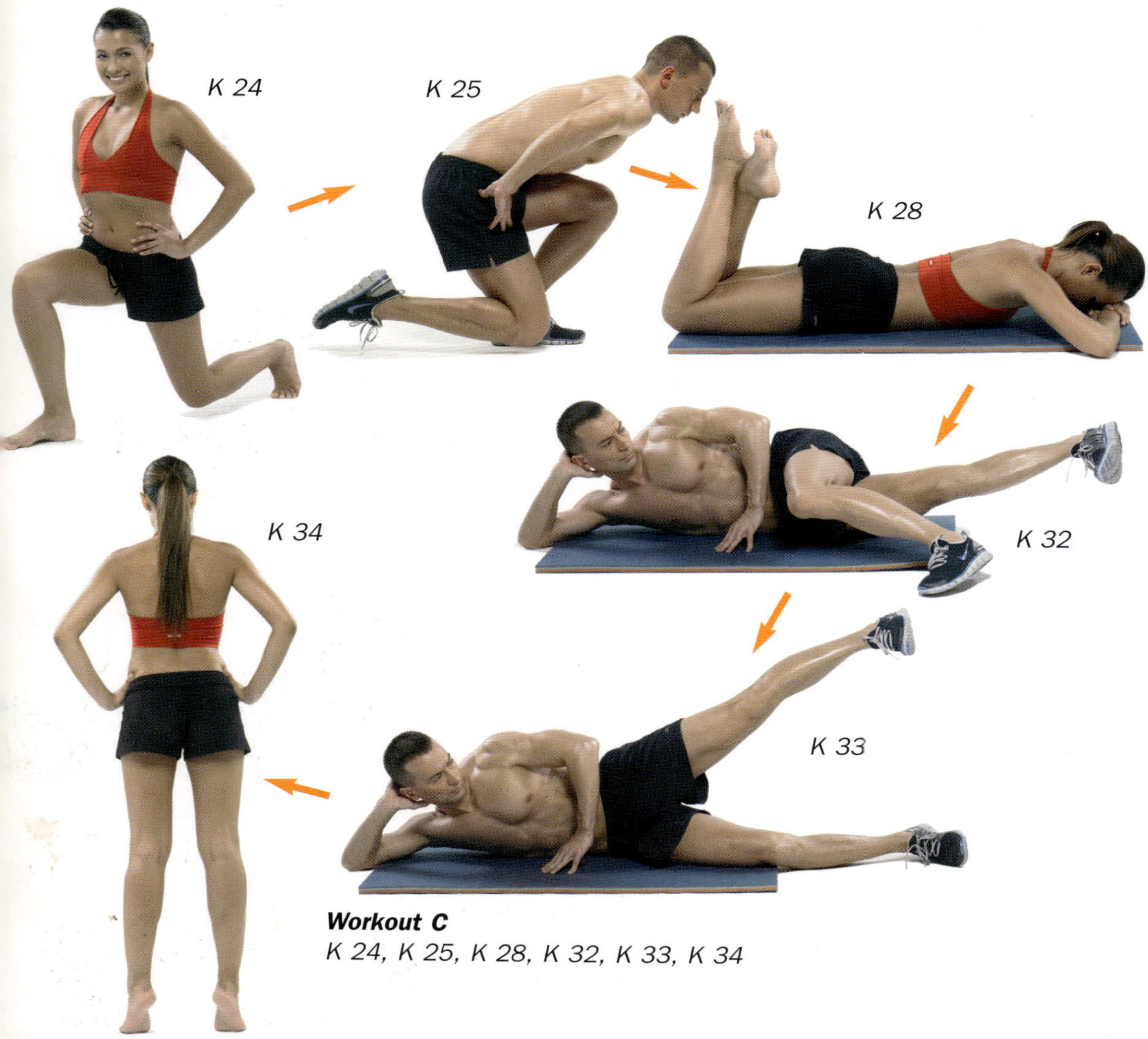

Workout C
K 24, K 25, K 28, K 32, K 33, K 34

Workout D: Sixpack

Aufwärmübung und Dehnen
1. K 13: Crunch oder K 14: Reverse Crunch
2. K 17: Becken anheben oder K 16: Schwebesitz
3. K 36: Seitlicher Unterarmstütz oder K 20: Körper anheben in Seitenlage
4. K 35: Unterarmstütz oder K 18: Bodendrücker
5. K 10: Oberkörper aufrichten oder K 8: Arme und Beine anheben
Abwärmübung und Dehnen

Einsteiger	2 Sätze	15-20 Wdh. je Satz
		Statische Übung K 35: 20-30 Sek. halten je Satz
Fortgeschrittene	3 Sätze	8-12 Wdh. oder 15-20 Wdh. je Satz
		Statische Übung K 35: 30-40 Sek. halten je Satz

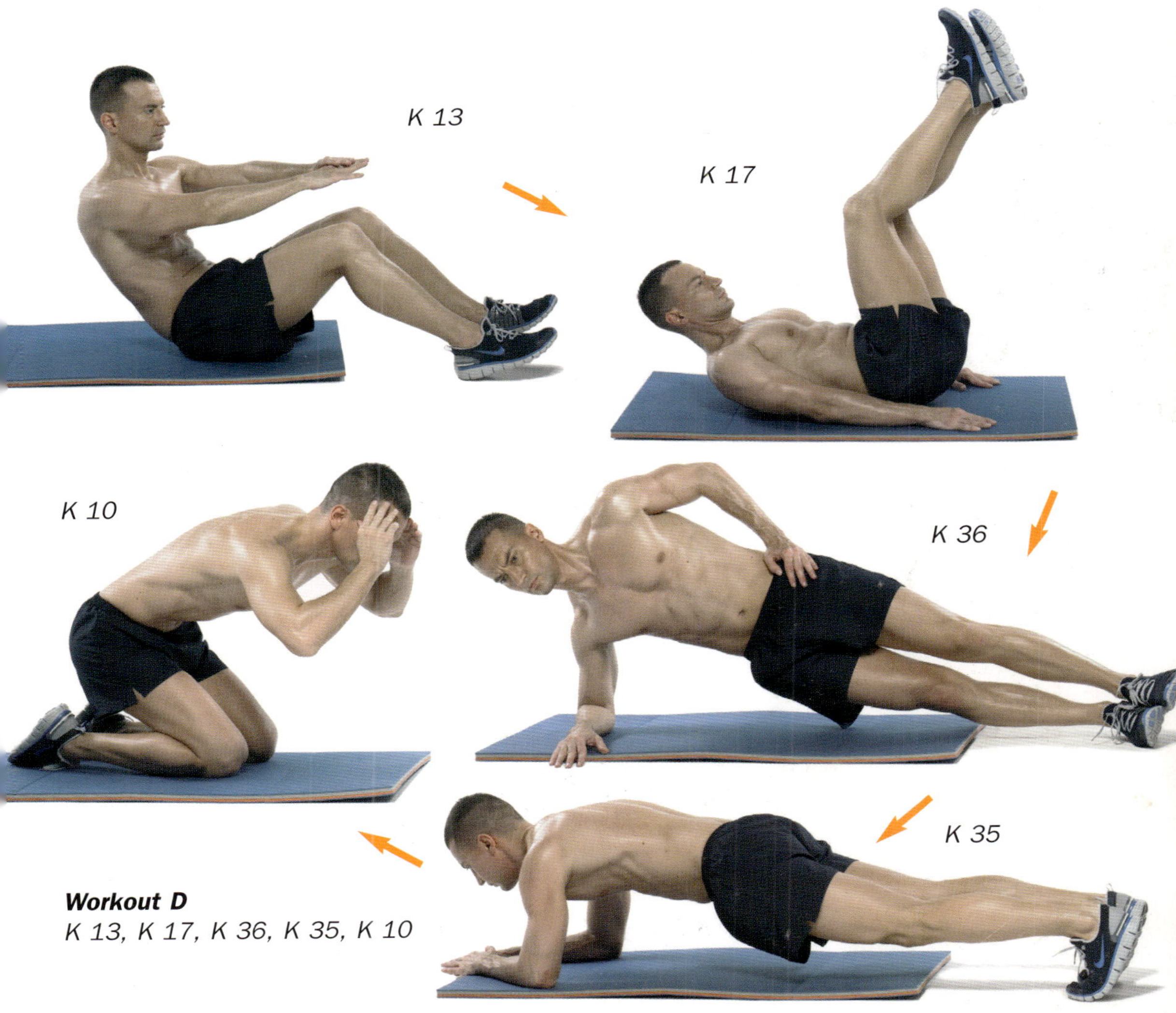

Workout D
K 13, K 17, K 36, K 35, K 10

Workout E: Ganzkörper intensiv

Aufwärmübung und Dehnen
1. K 1: Liegestütz mit intensiver Variante
2. K 2: Handstandliegestütz
3. K 7: Klimmzug
4. K 22: Pistol oder K 25: Einbeinige Kniebeuge mit rückzeigendem Bein
5. K 14: Reverse Crunch oder K 19: Beine anziehen im Hang
6. K 29: Schulterbrücke einbeinig oder K 37: Rückwärtiger Unterarmstütz einbeinig
Abwärmübung und Dehnen

Fortgeschrittene	3 Sätze	8-12 Wdh. oder 15-20 Wdh. je Satz
		K 14: 60-120 Sek. je Satz

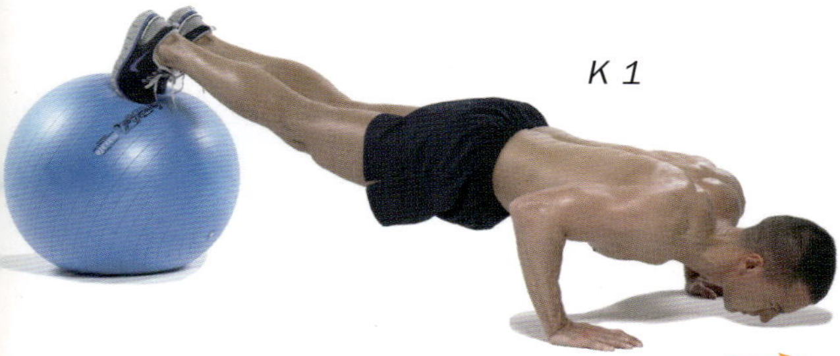

K 1

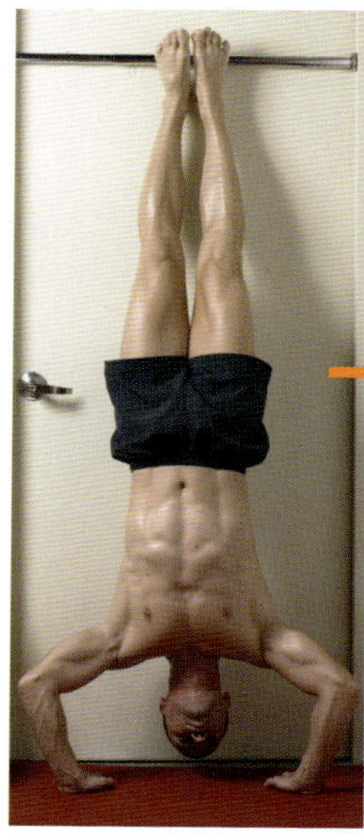

K 2

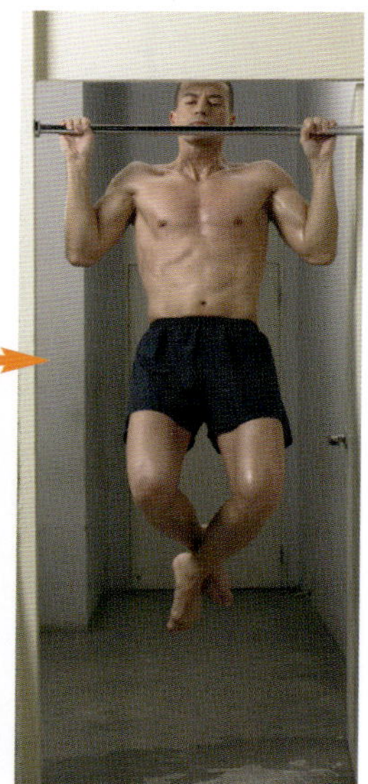

K 7

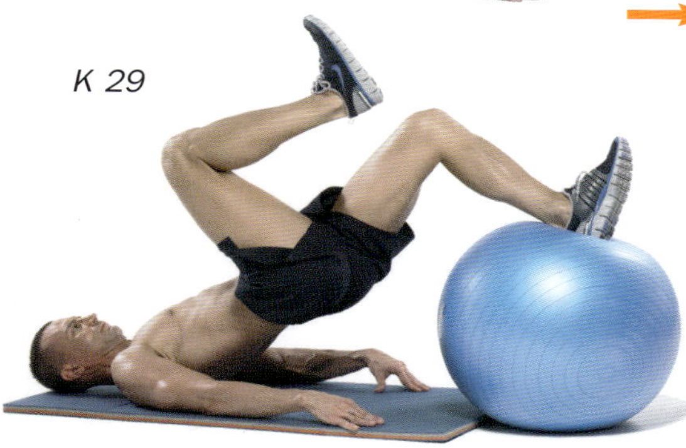

K 29

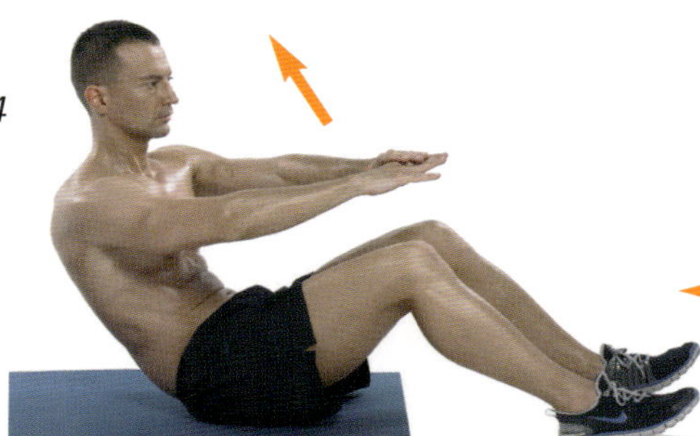

K 14

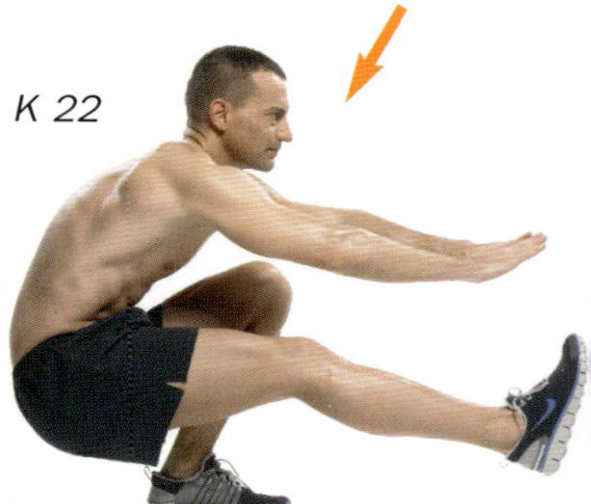

K 22

Workout E
K 1, K 2, K 7, K 22, K 14, K 29

Literaturverzeichnis

Delp, C.: Kampfsport-Solotraining , Stuttgart 2007.
Delp, C.: Perfekt Kickboxen, Stuttgart 2006.
Delp, C.: Das große Fitnessbuch, Stuttgart 2006.
Delp, C.: Kickboxen basics, Stuttgart 2006.
Delp, C.: Sixpack-Trainer, Stuttgart 2006.
Delp, C.: Best Stretching. Dehn-Übungen für alle Sportarten, Stuttgart 2005.
Delp, C.: Fitness für Kampfsportler, Stuttgart 2005.
Delp, C.: Fitness für Männer, Stuttgart 2005.
Delp, C.: Perfektes Hanteltraining, Stuttgart 2005.
Delp, C.: Selbstverteidigung verständlich gemacht, München 2005.
Delp, C.: Thaiboxen basics, Stuttgart 2005.
Delp, C.: Bodytraining im Fitness-Studio, Stuttgart 2004.
Delp, C.: Fit für den Strand. Perfektes Bodyforming, Stuttgart 2004.
Delp, C.: Fitness für Frauen. Mit Claudia Hein (Miss Germany 2004), Stuttgart 2004.
Delp, C.: Muay Thai. Traditionen, Techniken und Grundlagen des Thai-Boxens, Stuttgart 2004.
Delp, C.: So kämpfen die Stars. Die besten Kampfsporttechniken zum Selbsttraining, Stuttgart 2003.
Delp, C.: Thai-Boxen professional, Stuttgart 2002.
Delp, C.: Bodytraining für Zuhause basics, Stuttgart 2002.
Peterson, J. E.: Pushing Yourself to Power, Minneapolis (USA), 2003.
Tsatsouline, P.: The Naked Warrior, St. Paul (USA), 2004.

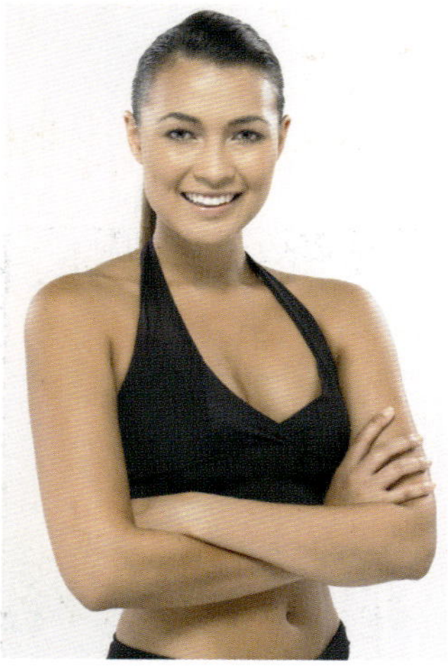

Helene Traasavik
Miss Norwegen (2005)
Model und Fitnessportlerin
www.redmodelling.com

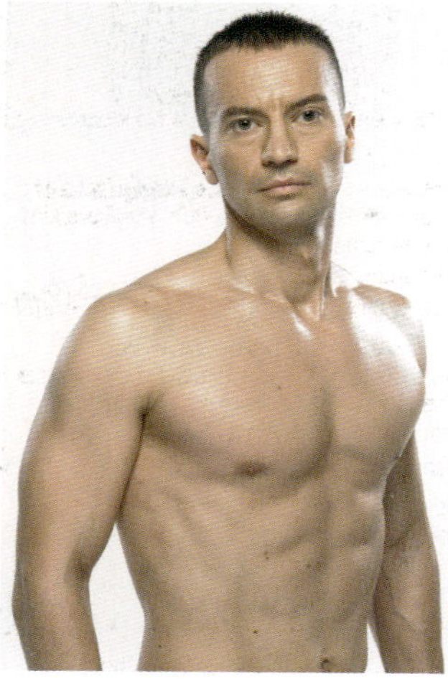

Autor
Christoph Delp, Diplom-Betriebswirt und Autor
Trainer für Fitness und Muay Thai (Thai-Boxen)
Neuste deutschsprachige Publikationen:
„Kampfsport Solotraining“ (2007), „Das große Fitness-buch”(2006), „Sixpack-Trainer“ (2006), „Kickboxen basics” (2006), „Perfektes Hanteltraining“ (2005), „Fitness für Kampfsportler” (2005), „Thaiboxen basics“ (2005), „Best Stretching“ (2005)
www.christophdelp.de www.muaythai.de

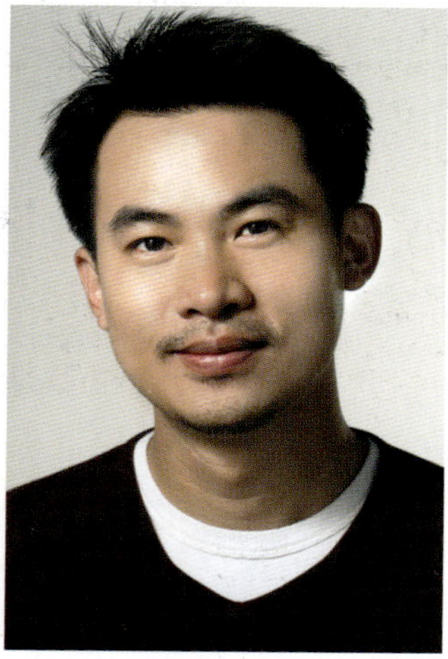

Bildverzeichnis
Fotos von Nopphadol Viwatkamolwat
www.astudioonline.com

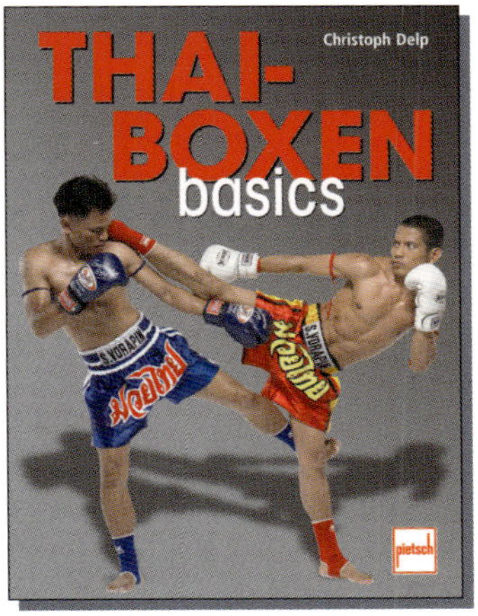

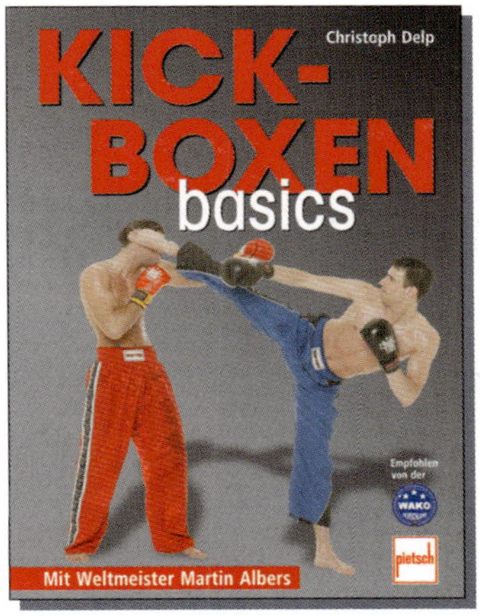

Die ganze Welt des Kampfsports

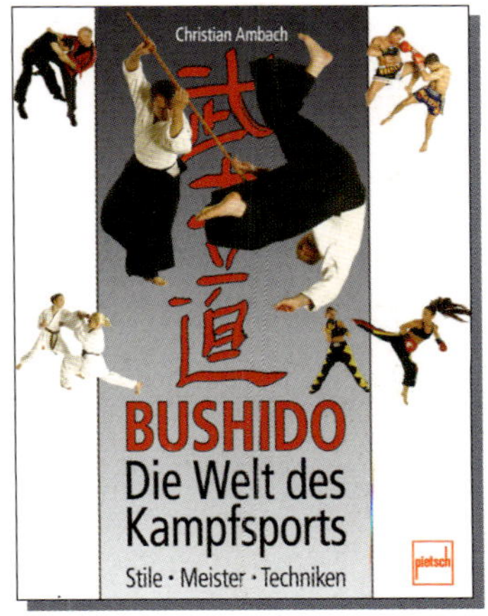

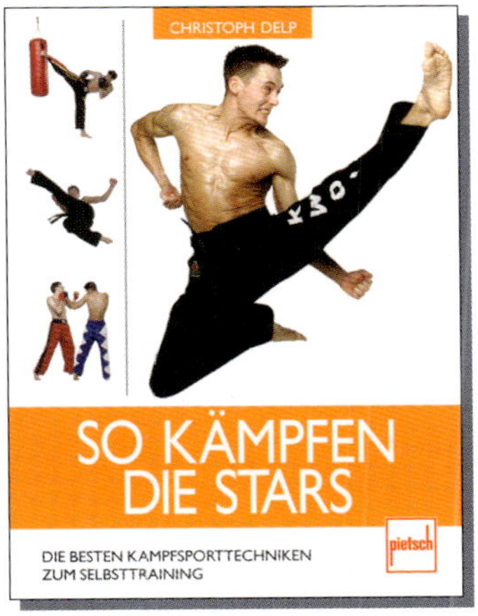

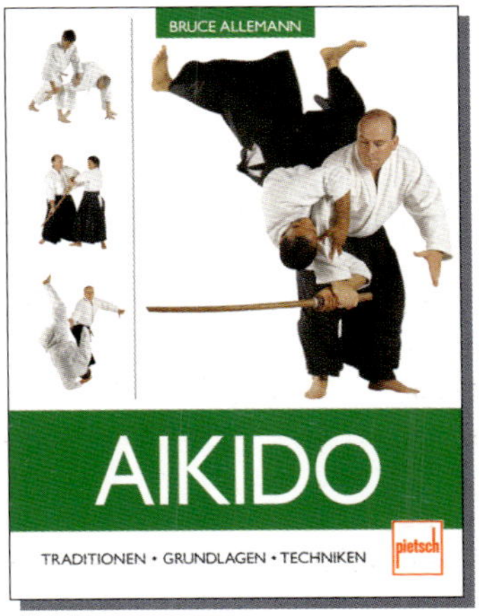

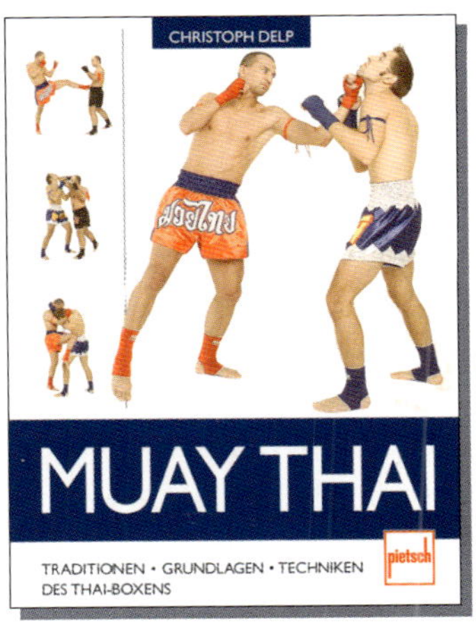

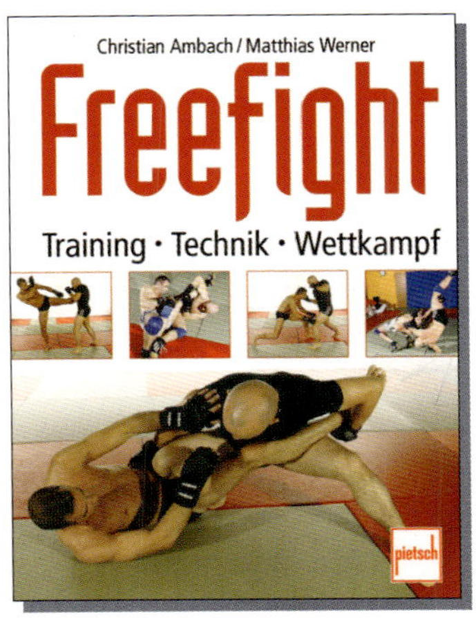

Christian Ambach
Bushido – Die Welt des Kampfsports
Die faszinierendsten Stile im Kampfsport in hervorragenden Farbfotos.
192 Seiten, 250 Farbbilder
Bestell-Nr. 50465 **€ 29,90**

Christoph Delp, **Thaiboxen basics**
Dieser Ratgeber liefert Thaibox-Interessierten Wissenswertes über Formen ihres Sports.
168 Seiten, 307 Farbbilder, 4 Zeichnungen
Bestell-Nr. 50467 **€ 24,90**

Christoph Delp, **Kickboxen basics**
Hier präsentiert Christoph Delp alles über Training, Technik und Strategie.
160 Seiten, 328 Farbbilder
Bestell-Nr. 50502 **€ 19,95**

Christoph Delp, **So kämpfen die Stars**
Kampfsport-Champions zeigen in diesem Buch, worauf es bei jeder Technik ankommt.
96 Seiten, 283 Farbbilder
Bestell-Nr. 50436 **€ 14,90**

Bruce Allemann, **Aikido**
Geschichte, Tradition und Philosophie, Ausrüstung, Etikette und Trainerwahl.
96 Seiten, 285 Bilder, davon 279 in Farbe
Bestell-Nr. 50478 **€ 14,90**

Ambach/Werner, **Freefight**
Freefight ist eine vielseitige Kampfsportart – hier ist das erste deutschsprachige Buch dazu.
96 Seiten, 149 Bilder, davon 145 in Farbe
Bestell-Nr. 50475 **€ 14,90**

Christoph Delp, **Muay Thai**
Dieses Buch weist den Weg zum richtigen Einstieg in das Muay Thai oder auch Thai-Boxen. Sowohl Einsteiger als auch Fortgeschrittene erhalten zahlreiche nützliche Informationen zu Geschichte und Philosophie, Ausrüstung, Etikette und Trainerwahl.
96 Seiten, 246 Farbbilder
Bestell-Nr. 50449 **€ 14,90**

Stand März 2007 – Änderungen in Preis und Lieferfähigkeit vorbehalten

IHR VERLAG FÜR FITNESS-BÜCHER

Postfach 10 37 43 · 70032 Stuttgart
Tel. (07 11) 2108065 · Fax (07 11) 2108070
www.paul-pietsch-verlage.de

pietsch

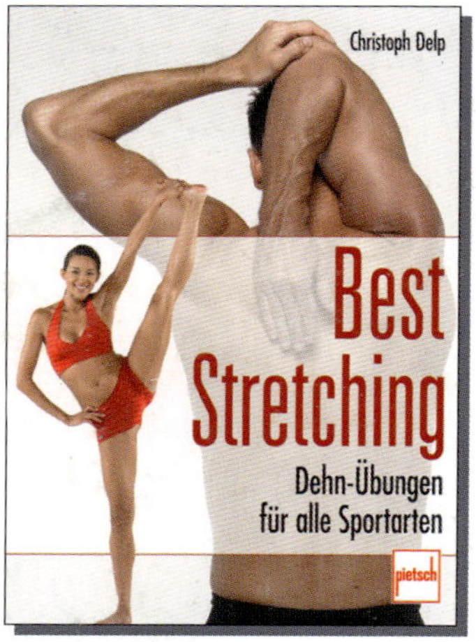

Christoph Delp
Best Stretching
Sich richtig dehnen, ist ein absolutes Muss vor und nach dem Training oder Wettkampf. Dieses Grundlagenbuch enthält alles Wissenswerte über das Dehnen allgemein sowie spezielle Übungen für Oberkörper, Hüfte, Beine und Gesäß – dabei werden sämtliche Muskelgruppen berücksichtigt.
96 Seiten, 176 Farbbilder
Bestell-Nr. 50472 **€ 14,90**

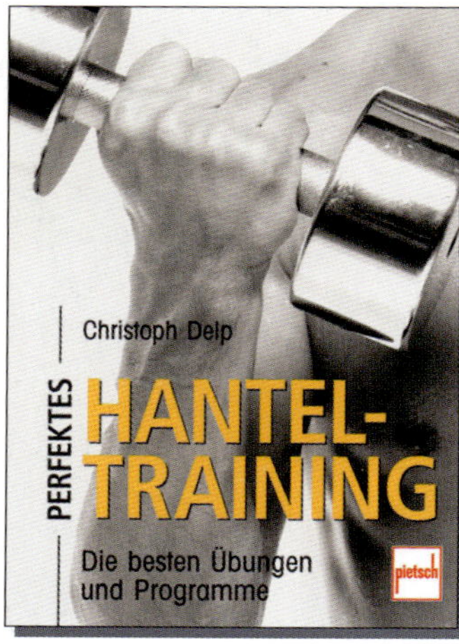

Christoph Delp
Perfektes Hanteltraining
Nach den zu trainierenden Muskelgruppen gegliedert werden die Übungen beschrieben. Abschließend werden diese in Trainingseinheiten zu Programmen zusammengefasst. Wie ein persönlicher Trainer gibt dieses Buch zusätzliche Tipps zur Ernährung und zur Bestimmung der individuellen Belastungsgrenze.
96 Seiten, 171 Farbbilder, 1 Zeichnung
Bestell-Nr. 50483 **€ 14,90**

Fitness für alle!

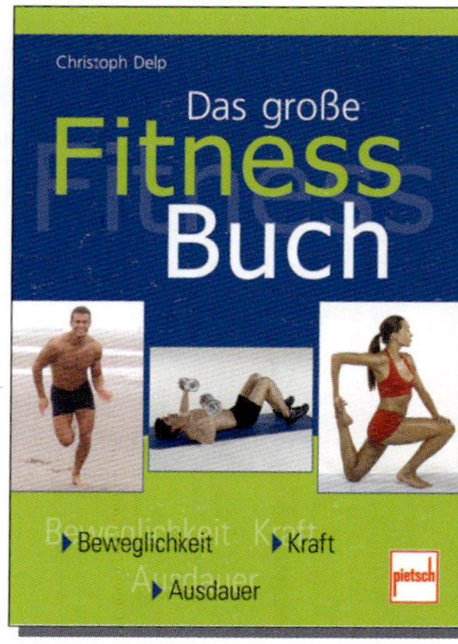

Christoph Delp
Das große Fitness-Buch
Dieses Buch berücksichtigt alle Aspekte der körperlichen Fitness. Die Beschreibungen der körperlichen Grundlagen und einer sinnvollen Ernährung machen diese Anleitung zu einer Art Trainer für Studio- und Heimtraining.
224 Seiten, 395 Farbbilder, 1 Zeichnung
Bestell-Nr. 50500 **€ 24,90**

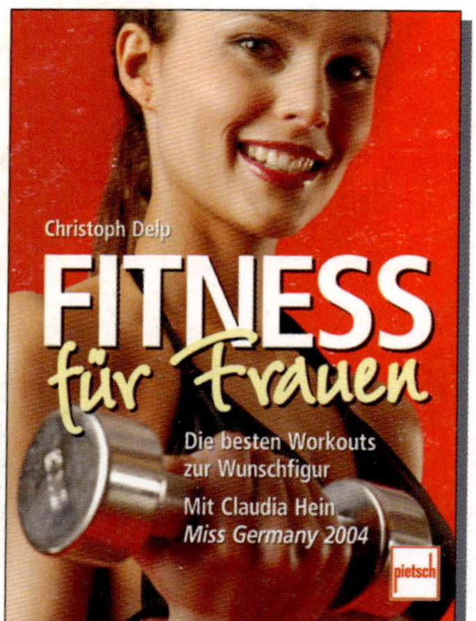

Christoph Delp
Fitness für Frauen
Welche Frau wünscht sich nicht eine Figur, mit der sie sich rundum wohl fühlt und das mit möglichst wenig Aufwand? Dieses Buch stellt die effektivsten Übungen vor und bietet gleichzeitig Workouts für Problemzonen.
96 Seiten, 198 Farbbilder
Bestell-Nr. 50459 **€ 14,90**

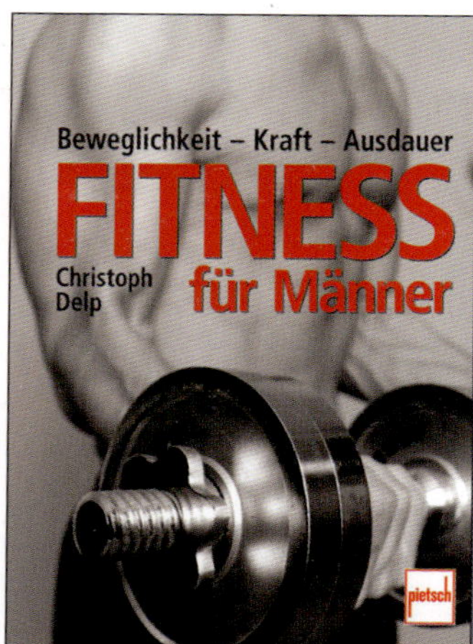

Christoph Delp
Fitness für Männer
Allen Männern, die etwas für ihre Gesundheit tun wollen, zeigt dieses Buch, wie sie in Form kommen und es auch langfristig bleiben. Es gibt nützliche Anleitungen für mehr Beweglichkeit, Ausdauer und Kraft.
96 Seiten, 190 Farbbilder
Bestell-Nr. 50471 **€ 14,90**

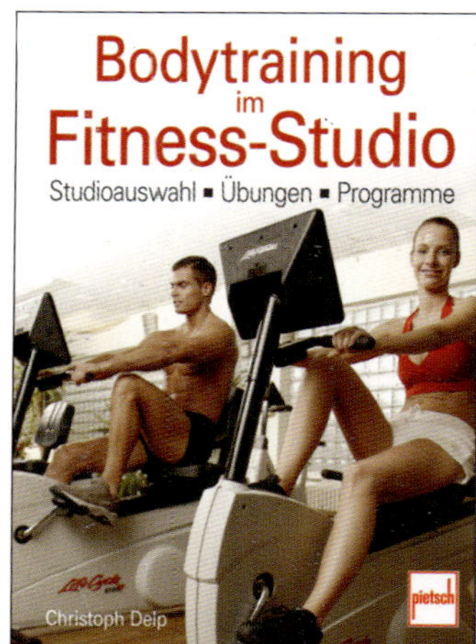

Christoph Delp
Bodytraining im Fitness-Studio
Die Auswahl des richtigen Fitness-Studios stellt Einsteiger oftmals vor Schwierigkeiten. Dieser Ratgeber vermittelt Informationen zu den neuesten Trends und hilft, das geeignete Studio zu finden.
96 Seiten, 143 Farbbilder
Bestell-Nr. 50461 **€ 14,90**

IHR VERLAG FÜR FITNESS-BÜCHER

Postfach 10 37 43 · 70032 Stuttgart
Tel. (07 11) 2108065 · Fax (07 11) 2108070
www.paul-pietsch-verlage.de

pietsch

Stand März 2007 – Änderungen in Preis und Lieferfähigkeit vorbehalten